노수연 교수의 재활을 위한 필라테스 I
– 폼롤러, 테라밴드

노수연 교수의 재활을 위한 필라테스 Ⅰ
폼롤러·테라밴드

초판 1쇄 발행 2015년 8월 31일

지 은 이 노수연
펴 낸 이 최종숙
펴 낸 곳 글누림출판사

편집기획 이태곤
디 자 인 안혜진
편   집 이홍주 권분옥 이소희 문선희 오정대 박지인
마 케 팅 박태훈 안현진

주   소 서울시 서초구 동광로 46길 6-6(반포4동 577-25) 문창빌딩 2층(06589)
전   화 02-3409-2055(대표), 2058(영업), 2060(편집)
팩   스 02-3409-2059
전자메일 nurim3888@hanmail.net
홈페이지 www.geulnurim.com
등록번호 제303-2005-000038호(2005. 10. 5)

정가 15,000원
ISBN 978-89-6327-294-8 14690
    978-89-6327-293-1 (전2권)

Pilates for Rehabilitation

노수연 교수의 재활을 위한

필라테스 I

노수연 지음

폼롤러 · 테라밴드

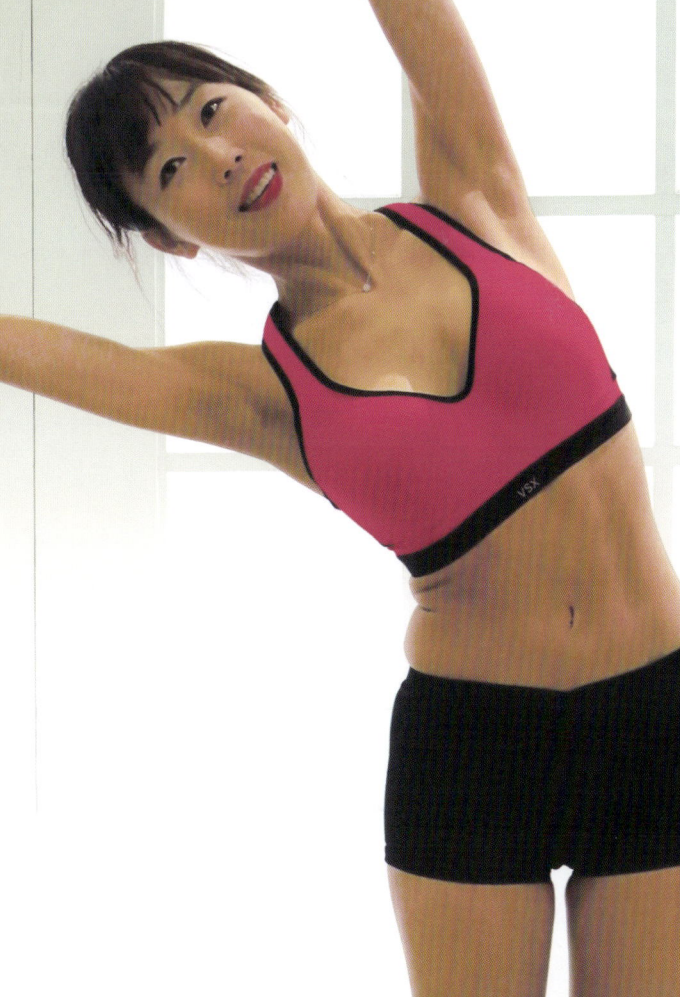

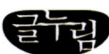

프롤로그

　평소 매너와 건강을 중시했던 부모님의 권유로 일곱 살 때부터 무용과 스포츠를 즐겨왔다. 어렸을 때부터 신체에 대한 재능이 있어서 대학을 거쳐 세종대학교 일반 대학원에서 무용을 전공하게 되었다. 대학원과정 중에 연극계의 유명하신 밀양 연극촌의 대표인 이윤택 단장님(현 동국대학교 연극학과 교수)과의 만남이 인생의 커다란 변곡점이 되었다.

　일반인도 건강을 위해 운동이 필요하지만 예술인들과 체육인들에게는 무엇보다도 재활운동이 필수적이라는 사실을 절감하게 되었다. 신체가 도구인 운동선수에게 재활운동은 부상을 예방할 수 있고 운동기술을 향상시킬 수 있게 해준다. 무용수나 연극인같은 예술인들에게는 부상 예방만이 아니라 신체의 움직임을 원활하게 하여 자연스럽게 표현력 향상에도 도움을 준다.

　재활운동에 대한 관심이 커져 박사 졸업과 동시에 영국으로 유학을 떠나게 되었다. 내가 영국을 유학 장소로 선택한 이유는 그곳에 발레교수법으로 유명한 영국왕실발레학교가 있었기 때문이다. 유학 도중에 나는 재활요법의 하나인 필라테스를 운명과도 같이 만났다.

　필라테스는 빠른 시간 안에 신체를 바른 자세로 잡아주어 몸의 균형을 잡아주는 코어증진 프로그램이다. 이미 유럽을 포함한 미국 등에서는 운동재활로 널리 알려져 대중적인 요법로 통용되고 있었다.

나는 이렇게 필라테스와 만난 뒤, 영국유학을 성공적으로 마치고 나서, 2004년 사단법인 대한필라테스연맹을 설립했다. 2005년부터 2010년까지 서강대학교 겸임교수로 재직하면서 필라테스를 보급하기 위해 책을 쓰고 논문을 계속 발표해왔다. 이후 차병원의 통증전문의 안강 박사, 정형외과 전문의 유승모 원장과 만나면서 필라테스를 더 깊이있는 재활운동으로 개발하기에 이르렀다. 그 뒤 나는 병원에서 환자들도 할 수 있는 재활필라테스 프로그램 보급에도 노력해왔고, 현재 가천대학교 운동재활복지학과 교수로 재직하면서 후학 양성으로 필라테스 대중화에 매진하고 있다.

– 노수연

프롤로그 | 04

Part 1 필라테스 이론

1. 필라테스란 | 12
2. 재활운동, 왜 필라테스인가 | 13
3. 운동 창시자 필라테스의 생애 | 14
4. 필라테스의 원리 | 20
5. 필라테스와 재활 | 23
6. 필라테스 소도구 | 32

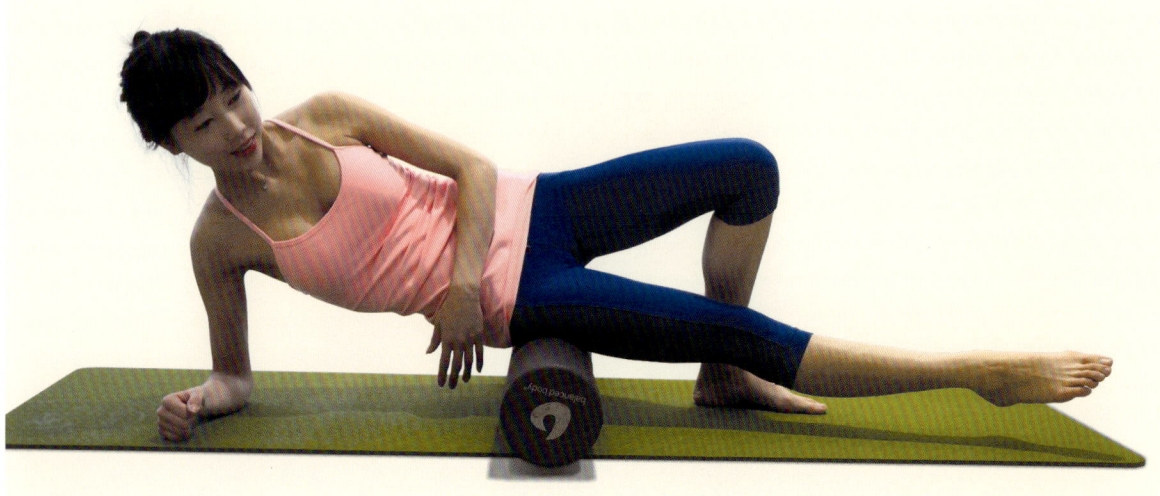

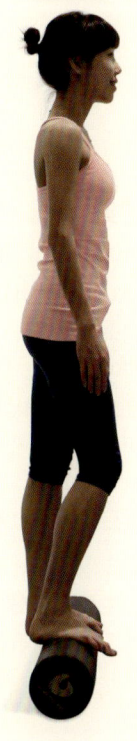

Part 2 재활 필라테스 운동프로그램

1. 신체부위별 프로그램
    1) 목과 등상부 프로그램 | 38
    2) 어깨 프로그램 | 39
    3) 허리 프로그램 | 41
    4) 무릎 프로그램 | 44
    5) 발목 프로그램 | 46
    6) 발 프로그램 | 47

2. 소도구별 데일리 프로그램
    1) 롤러로 하는 데일리 프로그램 | 49
    2) 테라밴드로 하는 데일리 프로그램 | 49
    3) 링(매직서클)로 하는 데일리 프로그램 | 50
    4) 볼로 하는 데일리 프로그램 | 51

폼롤러 프로그램
    1. 기본어깨 시리즈
        1) 사이드 롤링(Side Rolling) | 54
        2) 쇼울더 슬라프(Shoulder Slaps) | 55
        3) 암 리치(Arm Reaches) | 56
        4) 치킨 윙스(Chicken Wings) | 57
        5) 앤젤 인 더 스노우(Angel in the Snow) | 58

    2. 몸통 안정화 시리즈
        1) 타이니 스텝(Tiny Steps) | 60
        2) 로봇 댄스(Robot Dance) | 61
        3) 플랭크(Plank) | 62
        4) 푸쉬업(Push-up) | 63
        5) 라운드 백(Round Back) | 64
        6) 잭나이프 플랭크(Jackknife Plank) | 65
        7) 잭나이프 수파인(Jackknife Supine) | 66

    3. 허리 유연성 시리즈
        1) 스파인 트위스트(Spine Twist) | 68

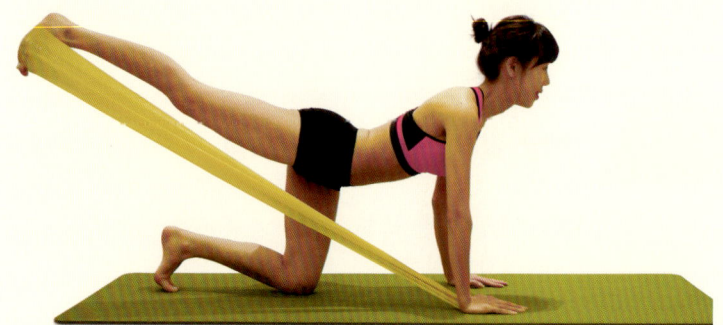

4. 다리 강화 시리즈
   1) 싱글 레그 서클(Single Leg Circles) | 69
   2) 헬리콥터(Helicopter) | 70
   3) 시저(Scissors) | 71
   4) 바이시클(Bicycle) | 72
   5) 비트(Beat) | 73
   6) 프로그(Frog) | 74
   7) 더블 레그 서클(Double Leg Circles) | 75
   8) 스쿼트(Squats) | 76

5. 등 강화 시리즈
   1) 스완(Swan) | 77

6. 신체부위별 이완 시리즈
   1) 목 마사지(Neck Massage) | 78
   2) 백 마사지(Back Massage) | 79
   3) 아이티 마사지(IT Massage) | 80
   4) 대퇴사두근 마사지(Quad Massage) | 81
   5) 햄스트링 마사지(Hamstring Massage) | 82
   6) 사이드 힙 마사지(Side Hip Massage) | 83
   7) 로그 롤(Log Roll) | 84
   8) 어라운드 더 월드(Around the World) | 85

테라밴드 프로그램
1. 수파인 시리즈
   1) 싱글 레그 서클(Single Leg Circles) | 88
   2) 레그 풀(Leg Pulls) | 90

   3) 프로그 레그(Frog legs) | 91
   4) 돌핀(Dolphin) | 92
   5) 롱 스파인 스트레칭(Long spine stretch) | 94
   5) 쓰리웨이 힙 스트레칭(3-way Hip Stretch) | 96

2. 티저 시리즈
   1) 다이아몬드 레그 티저(Diamond leg teaser) | 98
   2) 클래식 티저(Classic teaser) | 99
   3) 데드 행 티저(Dead hang teaser) | 100

3. 시팅 시리즈
   1) 롤 다운(Roll-Down) | 102
   2) 나선형으로 돌기(Sitting spiral) | 104
   3) 발과 발목 강화(Foot and ankle strengthener) | 106
   4) 대퇴사두근 강화(Quads(VMO) strengthener) | 108
   5) 햄스트링 강화(Hamstring strengthener) | 110

4. 올포 시리즈
   1) 도그 킥(Doggie kick) | 112
   2) FTD 플로리스트(FTD florist) | 113

5. 런징 시리즈
   1) 런징 스와카데(Lunging swackadee) | 114
   2) 페인팅 자세(Painting position) | 116
   3) 삼두근 운동(Lunging triceps) | 117
   4) 이두근 운동(Lunging biceps) | 118
   5) 능형근 운동(Lunging rhomboids) | 119
   6) 체스트 익스펜션(Lunging chest expansion) | 120

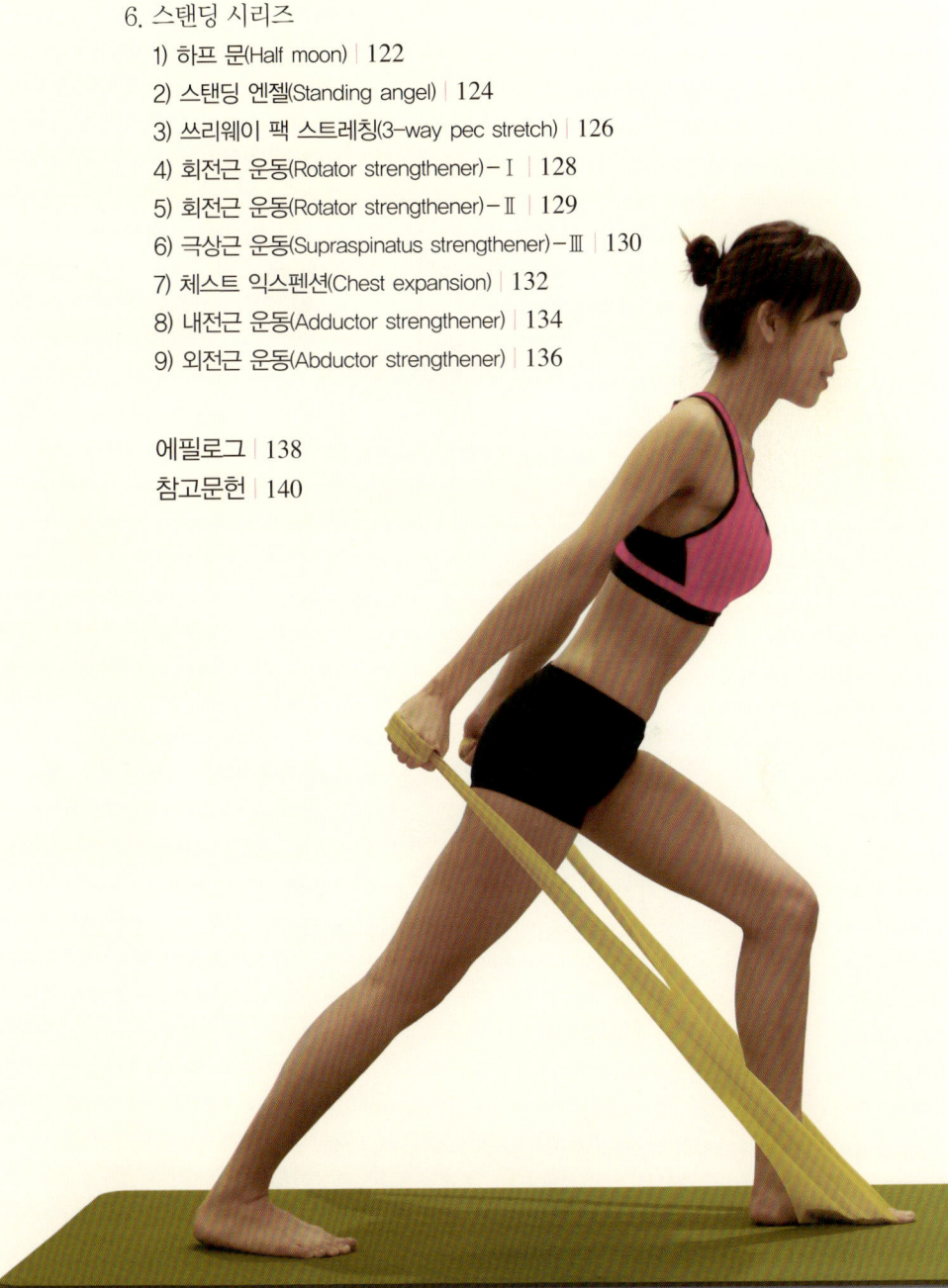

6. 스탠딩 시리즈
　1) 하프 문(Half moon) | 122
　2) 스탠딩 엔젤(Standing angel) | 124
　3) 쓰리웨이 팩 스트레칭(3-way pec stretch) | 126
　4) 회전근 운동(Rotator strengthener)-Ⅰ | 128
　5) 회전근 운동(Rotator strengthener)-Ⅱ | 129
　6) 극상근 운동(Supraspinatus strengthener)-Ⅲ | 130
　7) 체스트 익스펜션(Chest expansion) | 132
　8) 내전근 운동(Adductor strengthener) | 134
　9) 외전근 운동(Abductor strengthener) | 136

　에필로그 | 138
　참고문헌 | 140

Pilates for Rehabilitation

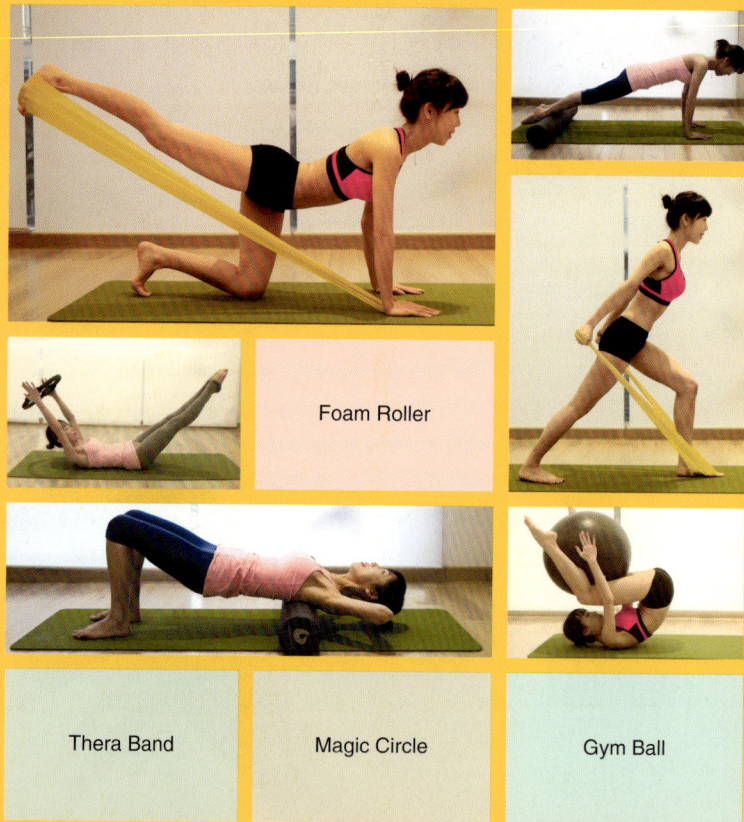

Foam Roller

Thera Band

Magic Circle

Gym Ball

Part

1

필라테스 이론

필라테스란

21세기 웰빙시대에 살아가는 현대인들에게 필라테스라는 운동이야말로 건강유지 및 증진에 필수적인 운동법이라고 단언할 수 있다. 운동재활로서 필라테스는 근골격계의 질환을 예방하고 건강증진을 돕는 운동법이다. 필라테스는 조셉 후버터스 필라테스에 의해서 개발된 운동요법으로 근육을 유연하게 함과 동시에 강화시켜 신체 전반의 밸런스를 맞추어줌으로써 건강향상에 실질적인 도움을 준다.

필라테스 동작들은 매트와 함께 특별히 고안된 기구를 통해서 실현된다. 2010년 미국 피트니스건강협회(IDEA Health & Fitness Inc.)에 따르면, 필라테스 참여인구는 2000년도 기준으로 1백 9십만에서 8백 6십만으로 4.5배 가량 폭발적으로 증가했다고 한다. 현재 미국에서는 천만 명 이상이 필라테스를 수행하고 있고 매년 필라테스 인구는 늘어가는 추세이다. 이와 함께 필라테스센터나 스튜디오, 피트니스센터에서도 필라테스 프로그램을 시행하는 경우가 지속적으로 증가하는 추세에 있다.

2010년 미국에서는 필라테스가 탑트렌드 스포츠 산업으로 선정될 만큼 인기가 매우 높다. 현재 우리나라에도 도입되어 단순한 운동 프로그램이 아닌 재활과 건강예방 프로그램으로 대중적인 인기를 누리고 있는 실정이다.

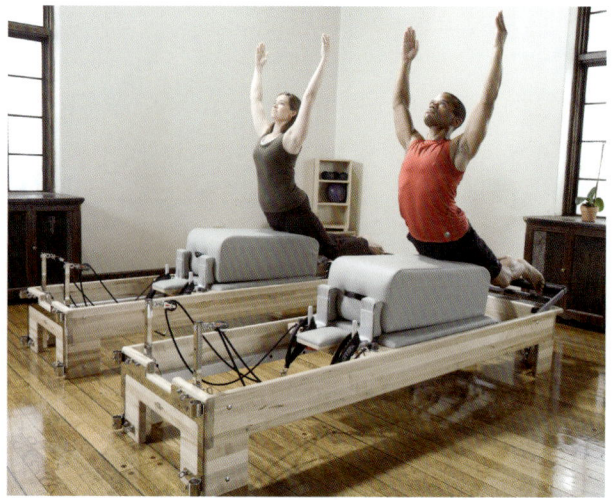

재활운동, 왜 필라테스인가?

　필라테스 동작들은 비교적 안전하고 충격이 적어 10세부터 100세에 이르기까지 무리없이 할 수 있는 신체 움직임으로 구성되어 있다. 필라테스는 깊은 호흡을 통해 신체의 바깥근육뿐만 아니라 신체 안쪽의 내부 근육을 일깨워 신체의 균형을 이루게 해준다. 재활운동으로서 필라테스는 상해를 입은 사람에서부터 몸매가 훌륭한 사람에 이르기까지 건강과 정신적 안정을 지속하기 위한 목적으로 이루어진다. 필라테스는 이제 피트니스센터, 필라테스 전문센터를 비롯하여, 재활클리닉, 병원 등으로 점차 그 영역을 확대해 나가고 있다.

　200년의 역사를 가진 필라테스는 의학의 메카인 독일에서 시작되었다. 안전하면서도 체계적인 방식의 메소드가 개발되어 신체의 깊고 작은 근육들을 사용하도록 만든다. 어릴적 여러 질병을 앓았던 필라테스가 자신의 몸을 개선시키기 위해 만든 운동이기 때문에 재활요법으로서는 철저하게 검증된 경험의 산물이라고 할 수 있다. 이 재활요법은 창안자 자신의 몸으로 그 효과를 입증했다고 해도 과언이 아니다.

　필라테스는 정신과 몸을 통합하여 균형을 이루는 전신운동이다. 그렇기 때문에 현대의 심신운동에 대한 필요성과 수요를 충족시켜줄 뿐만 아니라 모든 운동의 시작과 준비 단계에서 바른 정렬 상태로 출발하기 때문에 현대인들의 무너진 신체 밸런스를 바르게 잡아준다. 바른 자세 운동의 핵심을 포함하고 있는 매우 훌륭한 운동이 바로 필라테스인 셈이다.

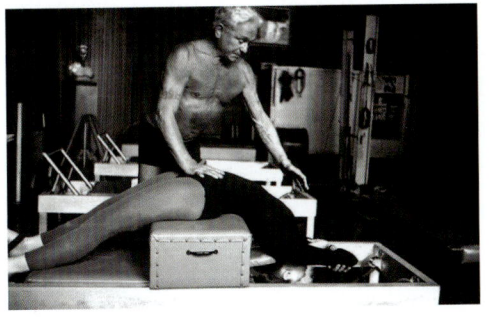

운동 창시자 필라테스의 생애

1. 조셉의 어린 시절

조셉 후버터스 필라테스(Joseph Hubertus Pilates)는 1883년 12월 9일 독일 몬첸글라드바하(Monchengladbach)에서 태어났다. 체조선수인 아버지와 자연치유주의자인 어머니 밑에서 자란 조셉은 이미 성장 환경에서 부모로부터 건강치유방식에 대해 많은 영향을 받았다. 더군다나 어린 시절의 그는 류마티스열, 천식 그리고 구루병을 앓았기 때문에 자신의 건강을 치유하기 위해 수많은 운동을 해왔고 그 과정에서 다양한 운동방법을 개발했다. 그는 요가와 선 명상을 탐구하는 한편, 권투, 펜싱, 레슬링, 스키, 다이빙, 보디빌딩, 체조 등을 접하여 다양하고도 풍부한 건강지식과 운동요법을 연구하기도 했다. 당시 독일은 20세기 전환기였기 때문에 행동과학, 무용 그리고 심리학 분야를 걸쳐 건강과 재활에 대한 탐구가 활발히 진행되고 있었다.

2. 제1차 세계대전과 조셉 필라테스

조셉이 성인이 되자 영국으로 건너간 이유에 관해서는 두 가지 설이 있다. 권투선수로서 초청을 받아 건너갔다는 설과, 서커스단 활동을 위해 영국으로 건너갔다는 설이다. 여기에 대한 가설은 아직까지도 확인되지 않았으나 평소 권투를 좋아했던 그의 성향과 당시 권투로 초청받았던 것으로 짐작되는 의견을 종합해 보아 첫 번째 가설의 신빙성이 높다. 조셉이 영국으로 건너간 때는 시기적으로도 매우 중요한 때였다고 할 수 있다. 제1차 세계대전이 발발했을 때, 조셉은 한 권투선수와 함께 영국 여행 중이었다가 전쟁의 포로가 되었다.

세계대전 발발 4년 뒤 유럽 전역에 유행병이 퍼졌지만, 그가 체류했던 포로수용소만큼은 질병으로 인한 사망이 없었다고 전한다. 당시 서양의학의 수준은 초기 단계

였고 환자들에게 제공해줄 수 있었던 것은 수술과 진통제밖에는 달리 없던 시기였다. 하지만 근육위축, 심폐기능저하 그리고 면역체계 약화를 겪는 환자들에게 회복을 더 빨리 할 수 있도록 도와준 조셉의 운동요법은 재활의학사에서도 매우 획기적인 발전을 이룬 사건이었다고 볼 수 있다.

3. 미국으로 떠나는 길에 만난 사랑

전쟁이 끝나고 다시 독일로 돌아온 조셉은 독일의 경찰대원 훈련을 지도해달라는 요청을 받았으나, 정치권에 관여하기를 원치 않았던 그의 성향 때문에 미국으로 건너가기로 결심했다. 미국으로 떠나는 배 안에서 그는 평생의 연인인 클라라를 만났다.

클라라는 일생동안 그가 필라테스를 미국에 전파하는 최고의 조력자이기도 했다. 사실 조셉은 이미 결혼에 두 번이나 실패했고 클라라는 세 번째 여인이었다. 클라라는 마치 간호사로 일하듯이 언제나 흰색 유니폼을 입고 강인한 조셉의 성격을 중재하는 따뜻한 중개자 역할도 마다하지 않았다.

4. 운동의 개혁, 필라테스

1926년 조셉은 미국 뉴욕 브로드웨이 8번가에 스튜디오를 설립했다. 당시 미국의 뉴욕 브로드웨이는 무용수, 유명 연예인 그리고 유명 운동선수들의 본거지였기 때문에, 조셉은 이들과의 교류가 매우 활발했다. 그런 연유로 필라테스는 일반인보다는 이들에게 먼저 전파되었다. 특히, 무용수들과 작업하면서 관련된 동작들을 개발하고 항상 거리의 많은 사람들을 연구하며, 건강한 자세와 재활치료를 탐구하였다. 특히 당대 최고의 무용마스터였던 조지 발란신, 마사 그레이엄, 루스 데니스, 테드 숀은 자신들의 제자가 무용을 하다가 부상을 입으면 조셉에게 보내 재활하도록 했다는 이야기가 전하고 있다. 당시 그의 스튜디오에 왔던 무용수들 중 그의 1세대 제자들인 로리타와 캐서린은 조셉을 사사하였다.

로리타의 말에 의하면, 조셉은 매우 보수적이고 다혈질이며, 엄격한 지도자였다고 한다. 그러한 성향에도 불구하고 그의 운동요법은 재활로써나 건강요법으로써 대중들에게서 많은 사랑을 받았다. '필라테스'라는 이름 자체는 대중들에게 그리 익숙한 명칭이 아니었다. 또한 조셉에 대한 정보도 많지 않았다. 그럼에도 불구하고 필라테스의 인기는 날로 높아만 갔고 그의 운동요법을 따르는 학생들이 점차 많아졌다.

당시 『뉴욕 헤럴드 트리뷴』에 따르면, "미국의 수백 명 젊은 무용학생들이 필라테스의 'P'자도 모르고 동명의 사람이 생존하는 것도 모르면서 매일같이 올바른 호흡법을 지도하는 이 운동을 한다."라는 기사를 실을 정도였다. 필라테스가 무엇인지 모르지만 이미 많은 사람들이 그 운동을 하고 있을 정도로 인기가 높았다는 것이다. 이렇게 필라테스는 대중들에게 인기있는 운동으로 자리잡아 나갔다.

5. 필라테스와 제자들

필라테스는 특별히 제자를 따로 양성하려고 하지 않았다. 대부분 무용수 출신들이 자신의 부상을 위해 재활을 하러 왔다가 놀라운 재활효과를 경험하고 나서 이 운동을 널리 전파하기 시작했다. 이 중에서도 로리타와 캐서린은 스튜디오에서 조수로 일하면서 필라테스 운동을 함께 개발하고 전파하는 데 기여했다.

이런 과정에서 조셉의 가장 큰 조력자는 앞서 언급한 대로 클라라였다. 조셉의 다혈질적인 성격 때문에 많은 제자들이 눈물을 흘렸다고 전한다. 그렇기에 이들을 따뜻하게 다독이며, 제자로 성장하도록 이끈 클라라의 역할은 결코 지나쳐버릴 수 없다.

- 로마나 키라노브스카(Romana Kryzanowska): 창시자 조셉의 죽음 후에도 그의 사명을 이어나간 제자로는 발레댄서였던 로마나 키라노브스카(Romana Kryzanowska)가 있다. 그녀는 조셉과 매우 가까이에서 작업했으며 수년 간 그의 스튜디오에서 지도자로 일했던 인물이었다. 로마나는 미국에서 처음 시작했

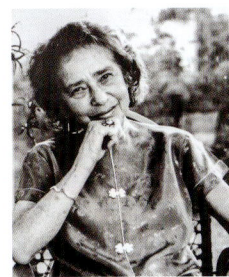
Eve Gentry 1910~1994

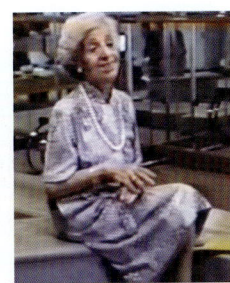
Carola Trier 1913~2000

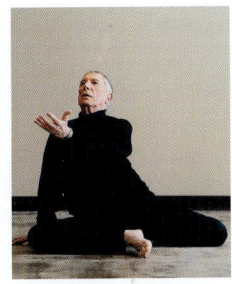
Ron Fletcher 1921~2011

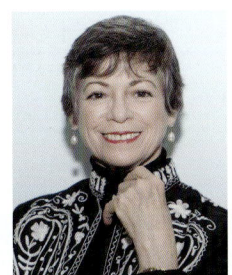
Lolita San Miguel 1936~

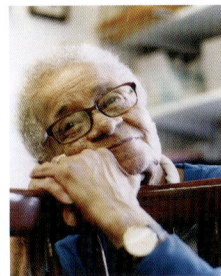
Kathleen Stanford Grant
1921~2010

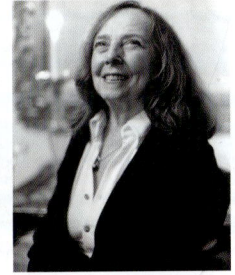
Romana Kryzanowska
1923~2013

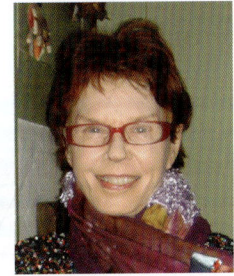
Mary Bowen
1930~

던 지도자 양성 프로그램의 일원이었고, 조셉이 그녀에게 가르쳤던 대로 수백 명의 지도자들을 지도했다. 그녀는 2013년 8월 사망할 때까지 뉴욕에서 '로마나 필라테스'를 운영하며 필라테스 보급에 힘썼다. '로마나 필라테스'는 현재 그녀의 딸이 대를 이어 운영하고 있다.

- 이브 젠트리(Eve Gentry): 그녀는 뉴 멕시코 산타페에서 스튜디오를 열기 전까지, 수 년 동안 학생이자 선생으로서 조셉과 클라라와 함께 작업했으며 잘 알려진 현대 무용가였다. 조셉은 이브가 심각한 유방절제술을 받은 후, 그녀가 다시 팔과 상체를 완전히 쓸 수 있도록 재활을 도왔다. 이브는 1990년대 중반에 사망했다. 그녀의 작업은 코어 다이나믹스(Core Dynamics)를 통해 미셸 라슨(Michele Larsson)이 이어가고 있다.

• **론 플레쳐(Ron Fletcher)**: 마사 그레이엄의 무용수들 중 한 명이었던 론 플레쳐는 조셉과 클라라의 인생 후반기에 함께 작업한 인물이었다. 론 플레쳐는 클라라에게서 영감을 얻어 스텝 배럴과 척추교정기에 자신의 생각을 구현한 기구 개발을 주도하기도 했다. 이후 로스엔젤레스 로데오 드라이브에 스튜디오를 열었다. 론은 필라테스를 태평양 연안지역으로 가져와 그것을 수많은 유명 배우들에게 처음 소개하고 전파한 지도자였다. 그의 작업은 좀더 '무용 같은' 스타일과 좀더 복잡한 무용기법을 본래의 동작과 통합한 것이었다. 그의 작업은 론 플레쳐 연구로 이어져 론 플레쳐 작품으로 알려져 있다. 그는 2012년 작고했다.

• **캐롤라 트리어(Carola Trier)**: 그녀는 조셉과 함께 훈련했고 뉴욕에 자신만의 스튜디오를 열었다. 1990년대 후반 사망할 때까지 그곳에서 지도를 했다. 그녀의 작업은 로스엔젤레스의 질리안 헤셀(Jillian Hessel)과 뉴욕의 데보라 레센(Deborah Lessen)과 같은 몇몇 상급생들에 의해 계속되었다.

• **캐서린 스탠포드 그란트(Kathleen Stanford Grant)**: 그녀는 조셉이 필라테스를 가르쳐도 좋다고 인정했던 두 명의 지도자 중 한 명이었다. 무용수였던 그녀는 무릎부상으로 조셉을 찾아오게 되었고 필라테스를 하면서도 무용과 안무활동을 활발히 하였다. 이후 뉴욕대에서 매트수업을 가르쳤으며, 2010년 사망할 때까지 작은 스튜디오를 운영하였다.

• **로리타 산 미구엘(Lolita San Miguel)**: 로리타는 잘 알려진 무용수이자 안무가로서 조셉이 인정했던 필라테스 지도자이기도 하였다. 그녀는 푸에르토리코로 가서 '발레 콘시에르토 드(Concierto de) 푸에르토리코'를 설립했다. 이것은 그곳의 주요 무용컴퍼니 중 하나이며, 그곳에서 그녀는 무용수들을 위한 훈련 프로그램에 필라테스를 결합시켰다. 로리타는 세계적으로 필라테스를 알리기 위해 워크숍을 개최하여 가르치면서 다양한 DVD도 만들어내고 있다.

• 메리 보웬(Mary Bowen) : 메리는 처음 조셉과 작업하기 시작했을 때, 뉴욕에서 공연하는 코미디언이었다. 그녀는 현재 메사추세츠 노스햄튼 스튜디오와 코네티컷의 킬링워스에서 심리학자이자 필라테스 지도자로 활동하고 있다. 그녀는 50년 가까이 최소한 일주일에 한 번 필라테스 운동을 하며, 마음과 신체의 균형에 대한 스스로의 이해력을 심화시키는 데 노력하고 있다.

이 외에도 필라테스의 제자들로 알려진 사람들로는 브루스 킹(Bruce King), 밥 시드(Bob seed), 로버트 피츠제럴드(Robert Fitzgerald) 등이 있다.

6. 조셉이 남긴 필라테스 정신

로리타의 말에 의하면 "조셉은 세계를 변화시키고 싶어했다." 필라테스는 정신과 신체건강에 대한 통합과 조절을 삶의 모든 부분에 결합시키고자 했다. 어쩌면 조셉은 너무 많이 시대를 앞서간 사람이었는지 모른다. 운동을 좋아했고 사람들과 파티, 캠핑, 와인과 시가도 너무 좋아했던 그였다. 하지만, 그는 보수적인 성향으로 인해 타인과 타협하는 일을 잘 이루어내지 못했다. 당시 의학계에서 필라테스의 정신과 노력이 인정을 받기란 그리 쉽지 않았다.

1967년, 원인은 밝혀지지 않았지만, 그의 스튜디오에 큰 화재가 일어났다. 그 후 폐기종을 앓게 된 조셉은 그해에 사망했다. 그리고 10년 후 클라라 역시 세상을 떠났다.

조셉이 세상을 떠났지만 지금도 수많은 운동전문가들은 그의 철학과 운동요법을 인정하며 계속해서 그의 메소드를 전파하고 있다. 필라테스를 사랑하는 사람들은 매년 그의 기념일을 만들어 그가 태어난 몬첸글라드바하에서 모이고 있다.

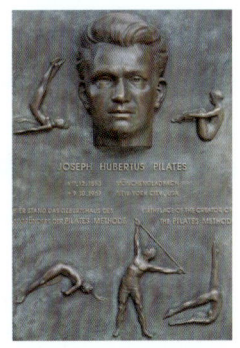

필라테스의 원리

1) 호흡(Breathing)

대부분의 운동은 움직임을 하면서 호흡을 의식적으로 사용하지 않는다. 그러나 필라테스는 정신과 육체를 연결하기 위해 깊고 지속적인 호흡을 수행한다. 호흡은 우리가 태어날 때 시작해서 죽을 때까지 함께하는 것으로 필라테스에서는 핵심적 요소를 이룬다. 호흡은 집중력을 향상시키고 굳어있는 근육을 이완시켜 스트레칭의 효과를 유도하며 폐활량을 증진시킨다. 또한 호흡은 우리 신체가 최적의 상태로 움직이려는 것을 준비하고 수행할 수 있도록 한다.

2) 집중(Concentration)

집중은 지금 하고 있는 일이나 대상에 관해서 정신과 주의를 최대한 기울이는 것이다. 집중하지 않는다면 모든 동작들이 형태와 목적을 잃어버린다. 조셉 필라테스는 자주 "주의를 기울이지 않고 하는 20번의 동작보다 집중해서 5번 하는 게 더 낫다"라는 말을 했다.

3) 조절(Control)

조절은 모든 동작을 취할 때 형태와 움직임을 이해하고 그 동작을 유지하는 상태이다. 필라테스 동작들은 지속적인 조절을 통해 이루어진다. 필라테스가 살아있는 동안에는 필라테스를 '컨트롤로지'라고 표현하기도 했으나 그가 죽고 나서는 제자들에 의해 '필라테스'라고 불리우게 되었다. 조절은 동작뿐만 아니라 동작과 동작 사이의 전환단계, 도구의 사용방법, 운동을 하는 동안 신경써야 할 전체적인 주의사항의 세부 내용에 이르기까지 모든 상황에 적용된다.

필라테스 동작들은 주근육뿐만 아니라 협력근을 사용하도록 유도하여 겉으로 드러나는 큰 근육들만이 아닌 작고 깊은 근육들을 단련시켜준다. 뿐만 아니라 신장성 근육수축을 유도하기 때문에 근육을 길고 유연하게 만들어 발레리나나 발레리노처럼 날씬한 몸을 만들어준다.

4) 중심화(Centering)

필라테스의 모든 움직임은 중심에서 바깥으로 향하여 방사선처럼 뻗는 움직임이다. 신체의 중심 즉 배꼽을 척추쪽으로 당기고 심복부를 사용하여 척추, 팔 그리고 다리를 움직인다.

5) 정확성(Precision)

필라테스 동작은 집중과 조절, 그리고 중심화가 잘 지켜졌을 때 더욱 정확해진다. 모든 필라테스 동작은 신체의 바른 정렬상태를 유지하여 정확하게 움직여야 한다.(예를 들어, 다리의 각도와 발의 모양, 팔꿈치의 위치와 손끝의 모양, 머리와 척추의 위치 등의 정확한 동작이 필요하다.)

6) 균형 잡힌 근육발달(Balanced Muscle Development)

신체의 정렬과 형태를 이해하고 발달시키다 보면 자세가 개선되고 신체의 편안함은 증가하며 육체적 능력은 더욱 향상된다. 결국 전체적으로는 신체를 균형감 있게 골고루 발달시켜준다.

7) 리듬 / 흐름(Rhythm / Flow)

필라테스의 모든 움직임은 물 흐르는 듯한 느낌으로 리드미컬하게 이루어져야 한다. 필라테스 동작의 이같은 흐름은 관절에 가해지는 압력의 양을 줄여 부드럽고 기능적인 움직임을 만든다. 이러한 움직임은 신체가 전체적으로 부드럽게 흐르도록 하여 움직임의 패턴을 발달시킨다.

8) 전신의 움직임(Whole Body Movement)

필라테스는 부분적인 움직임의 운동이 아니라 전신운동이다. 신체의 전반적인 흐름에 움직임을 통합하는 것이고, 정신과 신체를 통합해 명료함과 효과를 창출해내는 것이며, 신체와 영혼을 통합해 삶의 균형을 이루는 것이다.

9) 이완(Relaxation)

신체와 정신을 건강하게 하려면, 작용과 이완 사이의 균형을 이해하는 것이 중요하다. 필라테스에서 우리는 동작을 정확하게 완수하는 데 너무 과하거나 약하지도 않게 꼭 필요한 양의 힘만 사용하는 법을 배운다. 신체의 불필요한 긴장을 풀어주는 방법을 배우면, 신체의 움직임은 물론 우리 삶의 나머지 부분과 움직임에 있어서도 쉽고 자연스러운 흐름을 찾도록 도와준다.

필라테스와 재활

1) 재활의 중요한 원리

1단계 : 이완단계	2단계 : 강화단계
스트레칭(Stretching), 이완(Release Work) 그리고 마사지(Massage) 동작으로 긴장된 부위를 이완	자세를 분석 무너진 정렬을 교정 약한 근육을 강화 불안정한 부분을 안정화 가동범위를 체크 바디컨디셔닝을 체크

＊주의할 점 : 증상이나 통증이 심각해지면 운동을 멈춘다.

2) 노수연 교수의 기본 필라테스학

1. 필라테스 호흡

　모든 운동에서 호흡은 매우 중요한 동작을 이룬다. 우리가 숨을 쉬는 상태 자체가 살아있다는 명백한 증거이기도 하다. 그런 호흡은 무심코 하기 마련인데, 기본적인 호흡 자체를 운동화시키는 것이 몸의 움직임을 더욱 원활하게 해주는 방편이 된다. 호흡은 혈액순환을 좋게 할 뿐만 아니라 몸의 기관이 제 기능을 할 수 있도록 도와준다. 단순한 호흡을 기술적으로 하는 것만으로 몸과 마음의 상태에 큰 변화를 가져온다.

2. 척추와 골반의 중립

필라테스의 모든 자세는 'NEUTRAL', 즉 '중립자세'라고 불리는 상태에서 준비한다. 그 이유는 골반과 척추가 중립자세가 되었을 때, 특히 골반이 중립위치에 있을 때 척추의 안정화가 가장 잘 이루어지기 때문이라는 것이 생체역학의 연구 결과이기도 하다.

앉거나 서거나 눕거나 엎드리는 모든 면에서 전상장골극과 치골이 바닥과 수직이 되어 바닥과 평행을 이루는 위치가 중립이다. 올바른 자세에서 시작하는 것이 움직임을 더 안정되게 해주고 편안하면서 효율적인 동작을 만들어낼 수 있게 해준다.

3. 어깨의 유동성과 안정성

어깨는 해부학적으로 가장 복잡한 신체부위이며, 부상과 기능장애가 일어나기 쉬운 신체부위이다. 특히 현대인들은 컴퓨터 작업, 운전, 스마트폰 등으로 어깨나 목이 많이 굽은 상태가 되기 쉽다. 가장 가동성이 큰 어깨의 움직임을 향상시키고 안정되게 만듦으로써 상체를 지지할 원동력을 얻을 수 있다.

4. 척추의 강화, 안정, 가동성

우리 몸의 기둥은 척추라는 말이 있다. 만약 기둥의 기울거나 한군데가 무너지면 건물 전체가 무너질 위험에 처하게 된다. 이와 마찬가지로 척추를 받치는 근육을 강화시키면서 척추가 곧게 서고 유연함을 개선할 수 있다. 척추 근육 강화는 노화가 되면서 척추가 굽는 것 역시 예방할 수 있게 해준다.

5. 코어 혹은 파워하우스 강화

조셉은 발전소라는 의미로 '파워하우스'라는 용어를 쓰기 시작했다. 복부, 엉덩이, 허벅지안쪽 근육이 함께 작용할 때 '파워하우스'가 구성된다. 현재 이 용어보다는 '코어'라는 용어가 좀더 보편적으로 사용되고 있다. '코어' 즉 핵심이 작용하여 중심에서부터 힘이 만들어지는 형상을 떠올리면 된다. 코어에는 복횡근, 골반저근, 다열근, 횡격막의 네 개의 핵심요소가 들어간다. 파워하우스를 정의했을 때보다 훨씬 구체적인 움직임과 근육명칭이 연구되고 거론되고 있는 셈이다.

3) 노수연 교수의 필라테스입문

1. 몸의 움직임 명칭

- **분절(Articulation)**: 관절 가동범위의 다른 이름이며, 매트 위에서 구르는 동안 척추가 전체적으로 움직이지 않고 한 번에 하나씩 움직이는 것을 말한다.
- **신전(Extension)**: '늘이다', '신전하다'라는 용어는 해부학적 자세로에서 뒤로 하는 것을 의미한다. '(자세를)곧게 만들다', '길게 늘이거나 펴다'라는 의미로도 사용된다.
- **굴곡(Flexion)**: 신전과 반대로, 몸을 정상적인 해부학적 자세로에서 앞으로 하는 것을 의미한다. '굽힌다'라는 의미도 있다.
- **회전(Rotation)**: '좌우로 회전하는 상태'를 의미한다.
- **측면 굴곡(Lateral Flexion)**: '측면으로 굽히는 상태'를 의미한다.

2. 기본자세 명칭

- **바르게 누운 자세(Supine)**: '등을 대고 바로 누운 자세'를 뜻한다.
- **엎드려 누운 자세(Prone)**: '배를 바닥에 대고 엎드려 누운 자세'를 뜻한다. 이때 배꼽은 바닥에서 떨어뜨린다.
- **옆으로 누운 자세(Side)**: '몸통의 측면을 바닥에 댄 상태'를 뜻한다.
- **플랭크 자세(Plank)**: '손바닥을 짚고 푸쉬업 자세'를 취한다. 이때, 머리, 목, 척

추를 일직선 상태가 되도록 만들어야 하고 복부가 아래로 떨어지지 않게 자세를 취하며, 등은 굽히지 않고 편 상태가 되어야 한다.

• **앉은 자세**(Sitting): 좌골의 정점으로 앉고 허리가 뒤로 빠지지 않게 하며, '앉은 키가 커지는 것처럼 유지한 상태'를 가리킨다.

• **기는 자세**(All Fours): '기어가는 자세'를 취하며, 이때에도 골반과 척추는 반드시 중립상태를 유지해야 한다.

• **서 있는 자세**(Standing): '몸의 정렬을 잘 유지하면서 서 있는 자세'를 말한다.

3. 동작의 움직임 명칭

• **복부 수축**(Abs scoop)

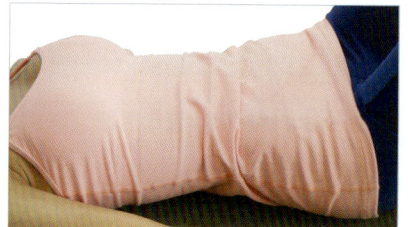

배꼽을 척추쪽으로 당기고 꽉 끼는 청바지를 입은 것처럼 혹은 코르셋으로 조이는 것처럼 힘을 준다. 해부학적으로 가장 깊은 복근과 내장 기능에 영향을 주어 복벽지름을 줄여준다. 복횡근, 내외복사근, 복직근의 안쪽을 자극하여 허리를 지지하는 역할을 하도록 한다.

• **상체올리기**(Upper body curl)

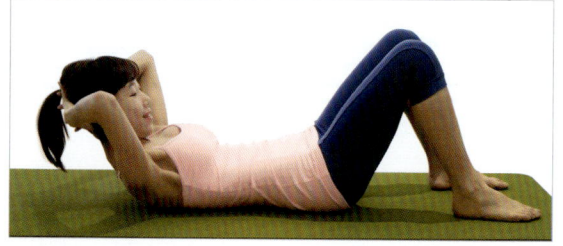

등상부에서 견갑골까지 들어올리는 동작이다. 이때 복부의 힘은 풀지 않지만 목의 긴장은 푼다. 등상부를 유연하게 해주는 동작이다.

• 밸런스 지점(Balance point)

　구르는 지점이나 티저의 정점에 도달하는 지점을 가리킨다. 코어가 강해야 이 지점에서 흔들림이 없다. 심복근을 끌어당기고 허리를 약간 둥글게 만든 상태에서 균형점을 연습한다.

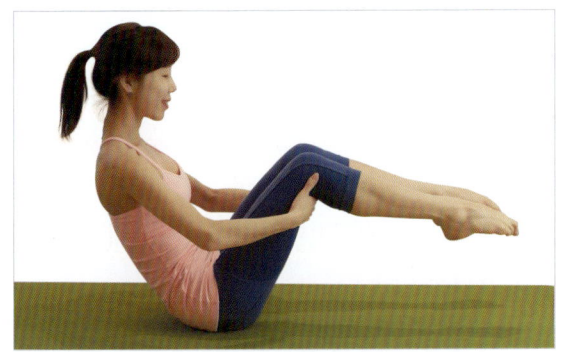

• 브리지(Bridge)

　필라테스의 기본자세로서 운동생리학에서는 이 동작을 둔부의 신전 상태로 지칭한다. 브리지 상태는 등근육이 아닌, 둔부신근으로부터 이루어져야 하며, 척추를 중립위치에 놓고 등을 굽히지 않아야 한다.

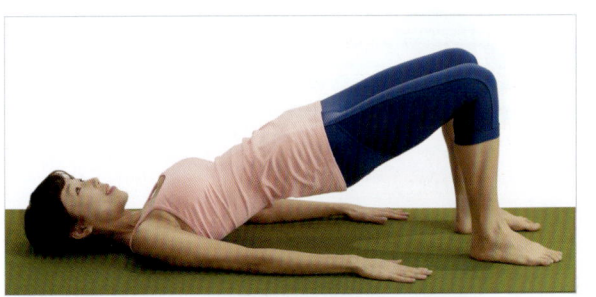

• C 커브(C curve)

　C 커브 개념을 처음으로 현대무용에 도입한 인물은 마사 그레이엄이다. 이전에는 무용수들이 발레를 하거나 이사도라 던컨의 기법을 이용하여 척추를 항상 수직

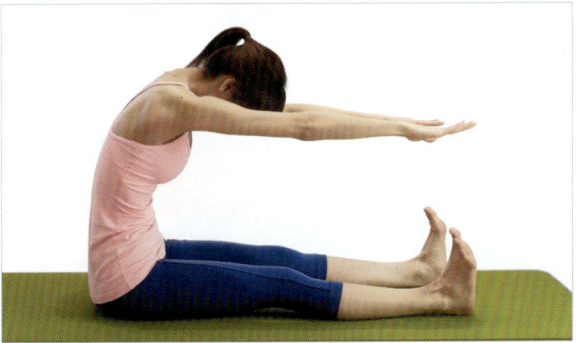

으로 뻗으며 우아하고 초자연적으로 표현했다. 마사 그레이엄은 척추를 구부리거나 수축시키는 혁명적인 표현기법을 사용했다. 조셉 필라테스는 그의 스튜디오에서 마사 그레이엄과 함께 작업하면서 몇 가지 기법을 적용했다. C 커브는 등을 둥글게 하거나 수축할 때의 등 모양을 가리킨다. 이 동작은 심복근을 수축하면서 시작하여 척추를 부드럽게 스트레칭 하는 방식이다.

• 윈도우 프레임(Window frame arms)

신체의 정면으로 팔을 뻗고 어깨를 넓게 하여 마치 창문의 사각형틀 모양이 되도록 만드는 것이다.

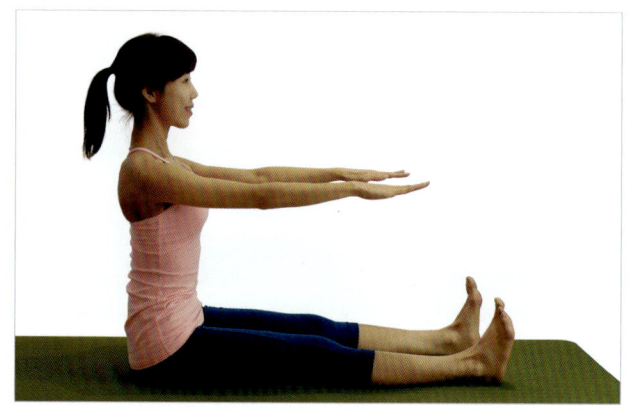

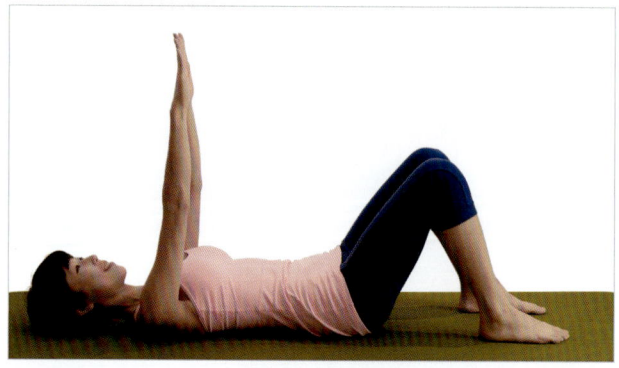

• 힙업(hip up)

수파인 자세에서 다리를 올리고 팔은 엉덩이 옆에 둔다. 복부에 힘을 주고 엉덩이를 들어올리는 동작이다. 아래쪽 복부를 사용하여 코어를 강화한다.

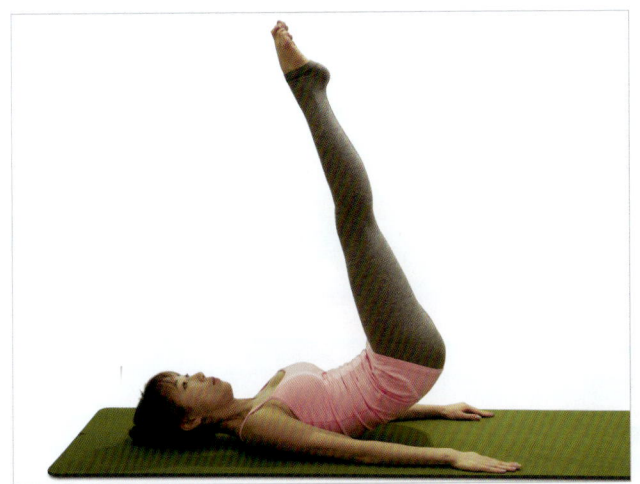

• 길어지기(Elongation)

필라테스의 전체적인 동작에 해당하는 명칭이다. 척추, 팔, 다리, 허리 모든 부분이 길어지는 느낌으로 몸을 움직여야 한다.

• 체어 자세(Chair position)

수파인 자세에서 무릎과 발을 바닥에서 들어올려 다리를 90도로 구부린다. 이 자세는 필라테스의 많은 동작의 준비자세이기도 하다.

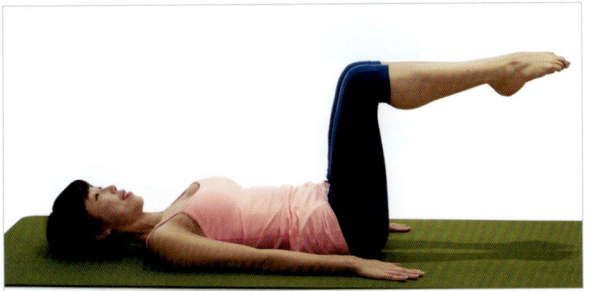

• 척추쌓기(Stacking the spine)

　척추를 가장 낮은 부분부터 하나하나 쌓아올리는 느낌으로 완전한 수직이 되어
자세를 완성하는 것이다. 올바른 자세를 취하기 위해 필수적인 기본동작이다.

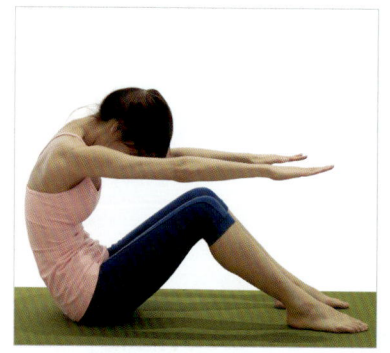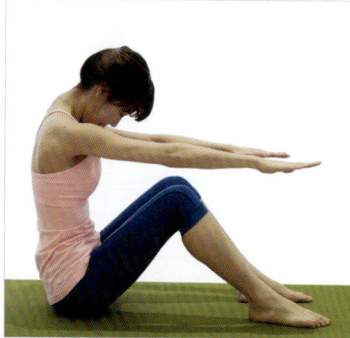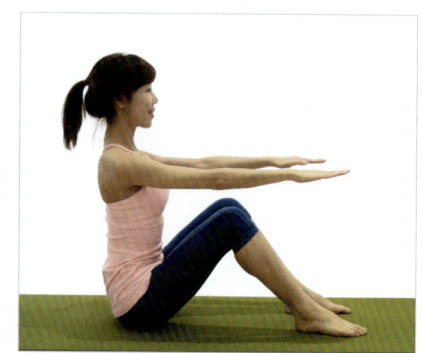

• 구르기(Rolling)

　등마사지를 하듯이 배를 집어넣고 몸을 둥글게 말아 바닥을 구르는 동작을 말
한다.

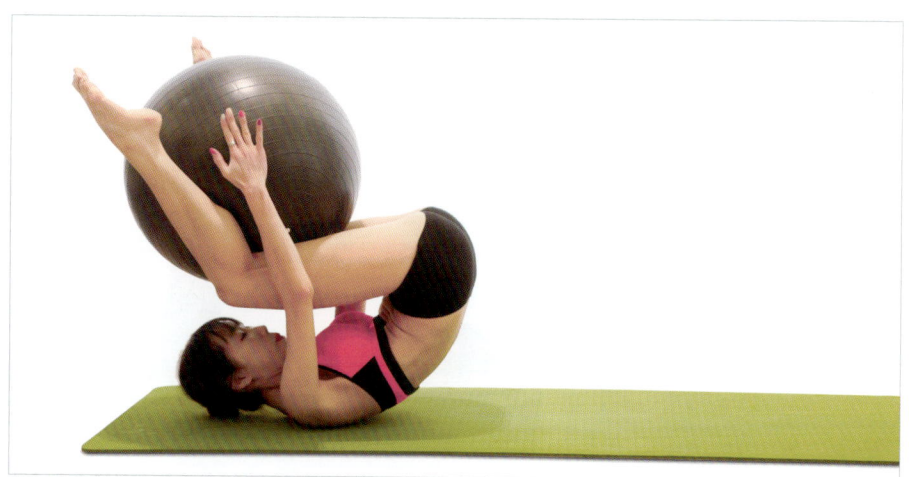

• 티저(Teaser)

　'몸을 괴롭히다'라는 의미를 가진 용어이다. 말 그대로 매우 난이도 높은 동작
이다. 코어가 충분히 강해야 하고 몸의 균형을 잘 이루어야 가능한 동작을 취할
수 있다. 필라테스의 대표동작에 해당한다.

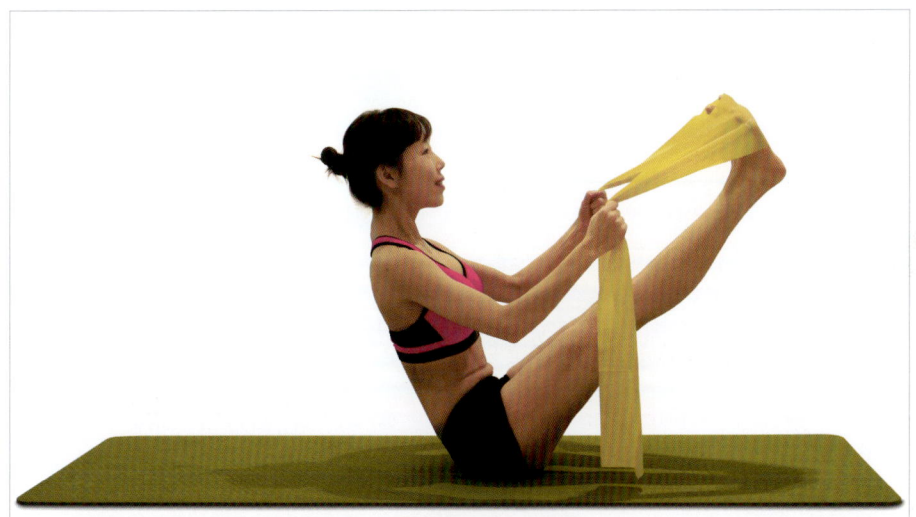

필라테스 소도구

소도구 소개

명칭	사진	설명
폼롤러 Roller, Foam Roller		• '동작을 통한 인식'방식을 개발한 이스라엘 물리학자 모이쉐 펠던크라이스의 아이디어에서 기원이 된 소도구 • 스티로폼 소재인 에타폼재질에 근막이완에 도움을 줌
테라밴드 Elastic Exercise Band, Thera-band		• 색을 부호화한 점진적 저항방식을 이용하여 만들어낸 소도구 • 강도는 노랑〈빨강〈녹색〈파랑〈검정 순서임 • 점진적 저항도를 통해 체계적인 근력강화를 증진함
매직서클 Ring, Magic Circle		• 필라테스가 즐겨마시던 맥주통에서 고리를 떼어 한쪽에 나무를 달아 만들었다는 소도구 • 허벅지 안쪽 및 바깥쪽 운동에 좋음
짐볼 Gym Ball		• 공기를 주입시켜 사용하는 공으로 작은 공에서 짐볼까지 다양한 사이즈가 있는 소도구 • 저항이 부드럽고 쥘 때도 부드러워 상처가 있거나 혹은 매직서클이 너무 힘들면 이 도구가 적합함

명칭	사진	설명
핑키볼 Pinkie Ball		• 야구공 사이즈의 딱딱한 공종류의 소도구 • 서 있는 자세와 걷기를 개선하고 발마사지 및 고유수용감각에 좋아 근육과 근막에 이용

　필라테스는 기본인 매트로 시작해 기구와 소도구를 포함한 운동이다. 이 책에서는 소도구 중심의 필라테스 동작을 주로 다룬다.

　다양한 소도구를 활용해서 매트에서 이루어지는 동작의 난이도가 더해지며, 더욱 많고 깊숙한 내 몸의 안근육을 쓸 수 있도록 해주는 소도구의 매력을 직접 느끼기 바란다.

• 폼롤러(Roller, Foam Roller)

　'동작을 통한 인식' 방식을 개발한 뛰어난 물리학자 모이쉐 펠든크라이스(Moshe Feldenkrais)의 이름을 따서 개발된 도구이다. 이 도구는 '펠든크라이스 롤러'라고도 한다. 스티로폼 같은 에타폼으로 만들어 사용할수록 눌리기 때문에 오래 사용하면 납작해질 수 있다. 둥근 형태이므로 더욱 강한 코어가 요구되는데, 롤러 위가 불안정하여 한쪽으로 치우치지 않도록 균형감각도 매우 필요한 도구이다. 물리치료사들이 많이 사용하고 근막마사지를 통한 이완동작을 다양하게 취할 수 있어서 운동전후로 손쉽게 사용하는 일반 도구이다.

• 테라밴드(Elastic Exercise Band, Thera-band)

　밴드는 수년에 걸쳐 손쉽게 사용할 수 있는 소도구였다. 환자들의 재활치료 및 가정에서도 특별한 기구 없이도 운동할 수 있다는 게 장점이다. 밴드가 없을 경우, 수건을 사용하여 간단한 동작들을 취할 수도 있다. 밴드는 운동에 저항을 주어서 특정 근육의 운동 난이도를 높여주고, 반대로 난이도 높은 동작을 쉽게 할 수 있도록 해준다. 대표적인 밴드 회사인 Thera-Band사에서는 색을 부호화해서 저항도를 식별할 수 있도록 했다. 표에 나와 있듯이, 저항성이 강한 순서대로 검정, 파랑, 녹색, 빨강, 노랑이 있다. 하지만 저항색은 제조하는 회사마다 다를 수 있으므로 구매 전에 어떤 회사 제품인지 먼저 확인하고 저항도를 체크하는 습관이 필요하다. 중간 정도의 저항도를 많이 쓰기 때문에, 보통 빨간색과 파란색 밴드가 일반적으로 많이 쓰인다. 밴드의 길이는 길이가 긴 것을 구매하여 필요한 만큼 잘라서 쓴다. 처음부터 길이가 정해진 밴드도 있다. 전신운동을 위한 가장 적당한 길이는 보통 2미터 정도이다. 팔이나 다리의 부분운동을 할 때에는 2미터보다 짧아도 무난하다.

• 링 또는 매직서클(Ring, Magic Circle)

조셉 필라테스는 평소 와인 못지 않게 맥주도 즐겨 마셨고 정기적으로 맥주통을 주문하기도 했다고 한다. '케그'라 불리는 맥주통의 고리를 빼서 한쪽에 나무 토막을 달았는데 이게 바로 매직서클이 탄생하게 된 계기이다.

매직서클은 운동 난이도가 매우 높고 직선저항의 특징을 갖고 있다. 마치 여러 개의 밴드를 하나로 묶어 저항도를 높였다고 보면 된다. 이러한 매직서클은 허벅지 안쪽에 끼우면 안쪽의 허벅지 근육을, 바깥쪽에 끼우게 되면 바깥쪽 허벅지의 근육을 강화시킬 수 있다.

• 짐볼(Gym Ball)

짐볼은 원래 필라테스 도구가 아니었다. 조셉이 사용하지도 않았다고 한다. '피지오볼'이라고 불렸던 큰 볼은 원래 척추부상 환자들에게 유산소 운동을 시키기 위해 스위스의 물리치료사들이 개발한 것이었다.

탄력성이 높은 볼은 운동의 흥미도를 높이는 소도구일 뿐만 아니라 코어의 안정성과 균형, 조절능력을 향상시키는 데 효과적인 도구이다. 짐볼은 키에 따라 사이즈를 선택해서 사용해야 한다. 짐볼에 앉았을 때 고관절과 무릎이 바닥과 평행이 되는 높이 정도가 적당한 사이즈이다. 짐볼에 앉으면 균형잡기가 힘들기 때문에 이 도구는 몸의 밸런스를 맞추는데 효과적이다.

▶ 키에 따른 짐볼의 선택

키	볼지름
165cm 이하	55cm
165cm~180cm	65cm
180cm~200cm	75cm
200cm 이상	85cm

▶ 볼의 공기주입 상태

볼의 공기주입에 따라 크기와 느슨함을 다양하게 만들 수 있다.

볼의 이상적인 상태는 손가락으로 눌렀을 때 약간 눌리는 탄력을 가진 정도이다. 너무 팽팽하면 신체의 균형잡기가 어렵고 너무 느슨하면 볼 운동을 수행하기가 적당하지 않다. 공기는 휴대용 손펌프나 자전거 펌프, 발펌프 등을 사용하면 된다.

• 핑키볼(Pinkie ball)

말 그대로 '분홍색의 딱딱한 공'인데, 야구공과도 같다. 이 공은 근육과 근막 이완에 많이 사용된다. 핑키볼은 특히, 우리 몸을 받치고 있는 지지대인 발 근육을 마사지해 줌으로써 걷기와 서 있는 자세를 개선하는 데 효과가 크다. 볼이 매우 딱딱하므로 어린이들의 손이 쉽게 닿지 않는 곳에 보관한다.

Pilates for Rehabilitation

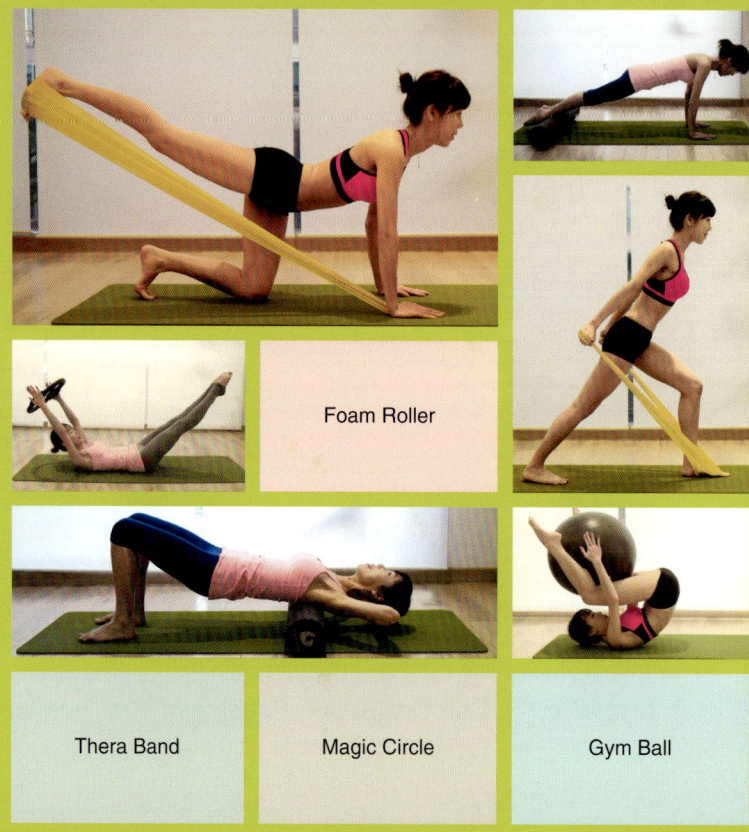

Foam Roller

Thera Band

Magic Circle

Gym Ball

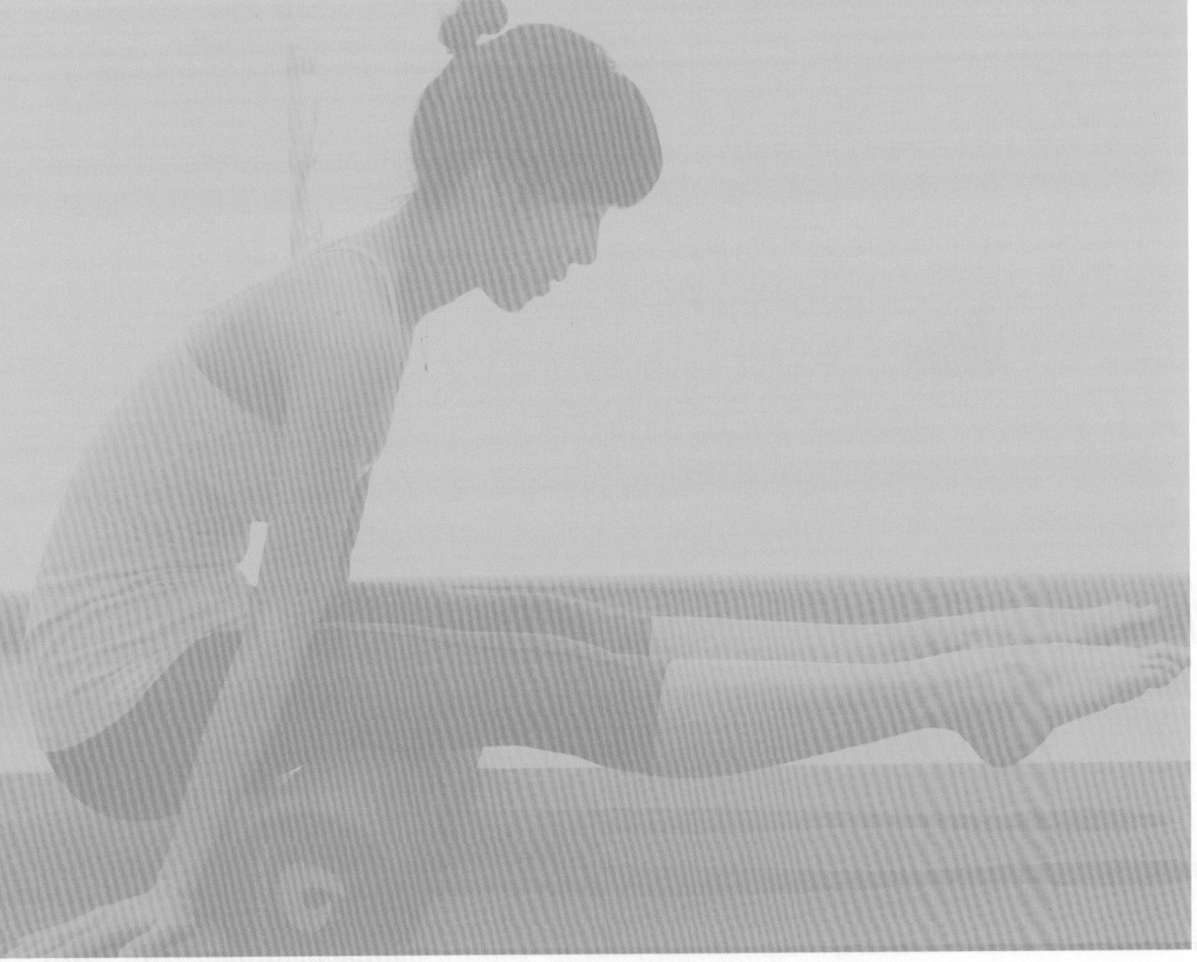

Part

2

재활 필라테스 운동프로그램

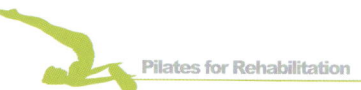

신체부위별 프로그램

01 목과 등상부 프로그램

컴퓨터 작업이나 전화통화와 같이 책상에서 작업하는 환경에서는 목과 등의 불편함과 두통을 호소하는 경우가 많아진다. 대부분의 원인은 작업 도중에 긴장과 스트레스 때문에 목을 앞으로 내밀고 등을 구부정하게 만들거나, 목을 한쪽으로 돌려 기울이는 자세를 오랜 시간 취하는 데서 발생한다.

목 뒤 근육의 수축으로 인한 목 부위 통증과 두통은 머리가 전방으로 빠지고 상부 흉추가 구부정한 자세를 가진 사람에게서 흔히 볼 수 있다. 이런 잘못된 자세는 척추의 후부인 추체의 뒷부분과 후관절에 과도한 압박을 주게 된다. 또한 목의 굴근이 늘어나고 약해지면서 상부 승모근, 견갑거근, 능형근과 두판상근, 두반극근을 포함한 목의 신근단축과 대흉근, 소흉근의 긴장을 불러온다.

▶ 1단계 동작(이완) 긴장된 근육이 이완될 수 있도록 동작을 시작할 때는 부드럽게 수행해야 하며, 이완된 정도에 따라 신장시키는 운동을 해야 한다. 롤러로 하는 어깨이완 기본동작들은 정상적인 관절운동 범위를 회복시키기 위한 운동이기 때문에 반드시 해줘야 한다.

▶ 2단계 동작(강화) 흉쇄유돌근, 사각근을 포함한 목의 굴근과 하부 승모근, 광배근과 같이 약해진 근육들은 강화운동을 통해서 목과 등 상부의 자세를 강화하고 가슴과 어깨의 정렬을 교정한다. 컴퓨터 및

다양한 작업환경에서 목과 등상부를 장시간 긴장시키는 경우는 강화 프로그램을 지속해야 한다.

▶ 노수연 교수가 추천하는 목/등상부 프로그램

1단계	이완	2단계	강화
롤러	기본 어깨 시리즈	링	턱 누르기
롤러	목 마사지	밴드	회전근 운동
롤러	백 마사지	밴드	체스트 익스펜션
볼	라이백 스트레칭	밴드	회전근 운동 Ⅱ
밴드	쓰리웨이 팩 스트레칭	볼	쏘우
		볼	스완

02 어깨 프로그램

어깨관절은 우리 인체에서 가장 움직임이 좋지만 가장 불안정한 관절이어서 손상되기가 쉽다. 팔과 어깨관절의 위치는 견갑골의 위치에 따라 달라진다. 견갑골의 위치는 어깨관절에 영향을 미치며, 정렬이 잘못되면 손상을 입거나 만성통증에 시달리게 된다. 어깨관절의 운동성 때문에 많은 동작 시 어깨와 견갑골 근육에 의해서 도움을 받는다. 견갑대는 많은 동작을 효율적으로 수행하지만 다양한 압박에 의한 손상을 입기 쉽다.

어깨 탈구와 같은 심각한 손상이나 과다사용으로 인한 손상은 근육, 건 또는 관절낭 상태를 손상시키고, 통증과 염증을 유발한다. 즉, 골퍼스 엘보우(내측 상과염), 테니스 엘보우(외측 상과염), 수영선수와 격투기 선수 어깨(충돌증후군) 및 과도한 컴퓨터 사용과 팔굽혀펴기와 같은 파워 동작시 발생하는 반복적인 긴장은 어깨와 팔의 과사용을 유발한다. 이로 인해 회전근개 및 상완 이두건의 미세한 파열과 어깨 충돌증후군 같은 만성질환이 발생하며, 어깨 프로그램은 이러한 질환에 효과가 크다. 등상부 척추기립근의 약화와 가슴근육의 경직은 어깨를 앞쪽으로 구부정하게 하고 등상부를 둥글게 만들어 견갑대의 정렬을 불안정하게 하는데, 이 프로그램이 이러한 신체 불균형을 교정하는 효과를 나타내기도 한다.

▶ **1단계 동작(이완)** 가슴근육인 흉부 대립근들과 같이 경직된 부위를 이완시킨다.

▶ **2단계 동작(강화)** 2단계는 등상부의 신근과 같이 약한 부위를 강화한다. 이 단계에서는 균형잡힌 근육관계를 유지하여 안정성을 확보하는 것이 중요하다. 하지만 견갑대의 불안정성이나 심한 손상이 있을 때 1단계를 건너뛰고 천천히 낮은 레벨부터 한다. 회전근 강화동작은 어깨기능을 회복시키는데 필수적이다. 회전근개는 상완골을 관절와 속에 잡고 관절에서 상완골의 움직임을 알맞게 조종하고 있기 때문이다. 회전근개는 강화동작이라기보다는 참고 버티는 근력에 속한다. 따라서 이 부위를 훈련하려면 가벼운 저항을 주면서 많이 반복하는 동작에 주력해야 한다. 한 팔로 시도하고 나머지 세트를 하거나 약한 부위를 2회 더 실시한다.

✳**만성질환**:1단계와 2단계를 자유롭게 할 수 있다. 자신의 신체 상태를 확실히 알지 못할 경우, 롤러 대신에 바닥에서 기본어깨 동작을 운동하고, 쓰리웨이 가슴근육 스트레칭 동작 대신 흉근 이완동작을 취할 수 있다. 2단계 동작은 20분간 실시한다. 동작이 불안정할 경우 세트 간 휴식하면서 3세트씩 10회, 매일 1회 이상 실시한다. 상태가 호전되면 주 3회 이하로 횟수를 줄인다.

✳**어깨의 뼈**:쇄골, 견갑골, 상완

✳**어깨의 관절**:흉쇄유돌근, 견봉쇄골, 관절와상완관절

＊회전근개(극상근, 극하근 소원근, 견갑하근)
＊견갑골을 움직이는 근육(능형근, 전거근, 승모근)
＊상완을 움직이는 근육(대흉근, 삼각근, 광배근, 대원근)

▶ 노수연 교수가 추천하는 어깨 프로그램

1단계	이완	2단계	강화
롤러	기본 어깨 시리즈	밴드, 볼	어깨 동작
밴드	쓰리웨이 팩 스트레칭	밴드	런징 시리즈
볼	라이백 스트레칭	볼	스완

03 허리 프로그램

　　허리의 통증(요통)은 척추 자체의 구조적인 원인과, 스트레스로 인한 심리적인 원인, 그리고 근골격계의 기능저하로 생기는 생체역학적 원인으로 분류된다. 최근에는 움직임 부족, 영양과다로 인한 비만, 자세불균형 등에 의한 비정상적 척추 만곡이나 허리근력 약화로 인해 허리 통증이 발생하는 경우가 점차 많아지고 있다.

　　신체의 균형과 중력의 완충작용, 보행 등에 중요한 역할을 하는 허리 근육이 약해지면 쉽게 부상을 입고 체형 변화를 발생시켜 2차적인 척추 질환을 유발하기 때문에 요추 골반의 안정화는 매우 중요하다.

　　요추 골반의 안정성에 기여하는 가장 핵심이 되는 근육은 코어 근육으로(골반저근 Pelvic floor, 복횡근 Transversus abdominal, 다열근 Multifidus, 횡격막 Diaphragm) 몸 속 깊은 곳에서 자세를 잡아주며 단단하게 고정시켜 준다. 이외에도 골반과 척추에 연결된 모든 근육들이 허리의 움직임을 유연하게 하여 몸의 균형과 힘을 유지하는 것을 도와준다.

▶1단계 동작(이완) 허리 프로그램은 1단계로 척추를 움직이지 않고 심
복부를 느끼는 안정성 운동과 긴장된 근육을 이완시켜주는 동작으로
시작하는 것이 안전하다. 이 단계의 운동은 복부와 척추 사이의 심근
을 강화시키면서도 통증 부위를 고정시켜주어 안전하면서도 단단하
게 고정시킬 수 있다. 또한 장경인대(IT band), 슬괵근(Hamstring), 둔
근 및 회전근(Glutes and rotator), 내전근(Adductor), 외선근
(Abductor), 장요근(Iliopsoas), 이상근(Piriformis) 등의 근육은 긴장되
면 요통을 유발하기 쉬운 근육들로 소도구를 사용하여 충분히 이완시
켜주는 단계가 필수적이다.
1단계의 동작들을 실시해보고 무리가 없으면 2단계 동작들로 발전시
켜본다.

▶2단계 동작(강화) 전방사근 시스템(전거근Anterior serratus, 외복사근
External oblique abdominal, 반대쪽 내복사근Internal oblique abdominal과
내전근Addutor muscle)과 후방사근시스템(전거근Posterior serratus, 광배
근Latissimus dorsi, 대둔근Gluteus maximus, 내전근Addutor muscle), 복근
(복직근Rectus abdominal, 외복사근External oblique abdominal, 내복사근
Internal oblique abdominal, 복횡근Transverse abdominal)을 강화시켜 몸
의 바른 자세를 유지하는 근육들을 강화시킨다.
이 동작을 적어도 주 3회 이상 실시하면 허리의 통증이 없어지면서
점차 허리가 강화되는 것을 느끼게 될 것이다. 2단계 동작을 무리 없
이 수행할 수 있으면 응용동작들을 함께 실시할 수 있고, 원하는 동작
들을 무리 없이 즐길 수 있는 수준까지 꾸준히 연습한다.

✱좌골신경통증(Sciatica)
엉덩이에서부터 대퇴부, 심하게는 다리 아래쪽까지 내려가며 통증으
로 보통 이상근(Piriformis)을 지나는 좌골신경이 압박되거나 손상되어
발생하는 경우가 많다. 롤러나 핑키볼을 사용하여 둔근과 회전근(Glutes
and rotator)을 이완시키고 밴드나 서클을 사용하여 쓰리웨이 힙 스트레

칭(3way hip stretch)으로 슬괵근(Hamstring), 내전근(Adductor), 외전근(Abductor), 이상근(Piriformis)을 이완시키는 동작을 반복하면 통증을 완화시킬 수 있다.

*천골(Sacrum) 통증

둔근과 회전근(Glutes and rotator)이 연결되는 천골 부위의 가벼운 통증은 롤러와 핑키볼을 사용하여 이완시키고 심한 통증이나 천장관절(SI joint)에 기능적 장애가 있으면 운동을 피하는 것이 좋다.

이외에도 허리의 흔한 질병인 수핵탈출증, 척추전방전위증, 척추관절 증후군, 척추협착증, 척추관절염 등이 있는 경우, 무리한 운동을 피하고 전문의와 상담 후 안전하게 실시하는 것이 좋다.

▶ 노수연 교수가 추천하는 허리 프로그램

1단계	이완	2단계	강화
롤러	아이티 마사지	롤러	몸통 안정화 시리즈
롤러	사이드 힙 마사지	링	심복부 인지
밴드	쓰리웨이 힙 스트레칭	링, 볼	상복부 컬스
볼	햄스트링 스트레칭	링, 롤러, 볼	브리지
볼	라이백 스트레칭	볼	수파인 시리즈
볼	꼬리뼈 말기(허리 스트레칭)	밴드	싱글 레그 서클
		밴드	수파인 레그 시리즈
		볼	싱글 레그 스트레칭
		롤러	플랭크
		볼	컨트롤 프론트
		볼	평행 스쿼트

04 무릎 프로그램

▶ **1단계 동작(이완)** 이 프로그램의 1단계는 무릎에 통증이 있는 경우 강화 동작을 하기 전에 근육 이완을 시키는 것이다. 특히 이완 동작에서 중요한 근육은 장경인대이므로 이를 이완시킨 후 강화동작을 수행한다. 통증이 없으면 1단계 이완동작에서 바로 2단계인 강화동작으로 넘어가면 된다.

▶ **2단계 동작(강화)** 무릎 근육을 강화시키는 단계이다. 대퇴사두근(Vastus Medialis Obliqes)과 슬괵근(Hamstring)은 무릎의 안정성에 가장 큰 영향을 미치는 근육이다. 특히 대퇴직근은 무릎을 펴는 마지막 부분에 작용하는 주요 근육이다. 만약 무릎에 염증이 있는 경우 다리가 펴지는 것을 막기 때문에 손상 후 대퇴직근은 매우 빠르게 위축된다. 대퇴직근이 한번 위축되면 무릎은 더욱 불안정해지고 악화될 가능성이 높다. 또한 대퇴직근은 슬개골의 안정성과도 연관되는데, 이는 대퇴직근이 다리를 펴는 마지막 부분에서 슬개골을 허벅지 안쪽으로 당기는 역할을 하기 때문이다.

슬괵근은 전방십자인대(Anterior Cruciate Ligament)가 손상된 경우 강화시켜야 할 가장 중요한 근육이다. 전방십자인대는 정강이뼈를 대퇴부에 안정적으로 유지시키는 역할을 한다. 전방십자인대가 손상되면 정강이뼈는 대퇴부 앞쪽으로 움직일 수 있으며 이는 무릎관절을 더 악화시킨다.

무릎 프로그램은 무릎의 안정성과 슬관절 움직임이 회복되면 지구력과 근육의 협응력, 근수축을 강화하는 운동의 강도를 점차 늘려나가며 낮은 강도와 고반복 활동으로 체중을 지지하는 닫힌 사슬운동이다. 이 프로그램은 슬관절의 동적조절능력을 향상시켜 무릎의 안정성을 향상시킨 후 열린 사슬운동으로 근력을 증가시키는 단계로 진행한다.

각각의 동작은 세트간 휴식하면서 10회 3세트, 매일 3번 실시한다. 한 번에 15~20분이 소요된다. 상태가 호전되면 주 3회 이하로 횟수를 점점 줄인다.

*무릎과 관련된 근육들

- 장경인대(IT Bend)
- 대퇴근막장근(Tensor Fasciae Latae)
- 대퇴사두근(Quadriceps Femoris) : knee extensor
- 대퇴직근(Rectus Femoris)
- 내측광근(Vastus Medialis)
- 외측광근(Vastus Lateralis)
- 중간광근(Vastus intermedialis)
- 슬곡근(Hamstrings)
- 봉공근(Sartorius)
- 박근(Gracilis)
- 내전근(Adductors)

▶ 노수연 교수가 추천하는 무릎 프로그램

1단계	이완	2단계	강화
롤러	아이티밴드 마사지	볼	발운동 시리즈
		볼	프로그 레그
		볼	드럼
		밴드	대퇴사두근 강화
		밴드	햄스트링 강화
		밴드	외전근
		밴드	내전근
		밴드	수파인 레그 시리즈
		롤러	브리지
		볼	세미 서클
		볼	둔부 시리즈

05 발목 프로그램

발목관절과 발관절에 연결된 인대와 힘줄은 다리의 말단 구조에 대한 안정성과 가동성을 만들어주는 구조로 되어 있다. 발목의 경우 한번 접질리게 되면 인대와 힘줄이 지나치게 늘어나며 쉽게 재발되고 만성적으로 진행될 수 있다. 또한 골반의 균형이 무너지면 발목이 자주 손상될 수 있으므로 서 있는 동작을 통해서 하체 안정성을 개선해야 한다.

이 프로그램은 발목을 강화하고 다리의 균형을 찾아주는 동작으로 구성되어 있다. 이 프로그램은 특히 발목을 잡아주는 장비골근, 단비골근, 전경골근, 후경골근의 근력을 키우는 데 중점을 두었다.

▶1단계 동작(이완) 핑키볼로 발의 근막을 마사지한다.

▶2단계 동작(강화) 밴드로 발을 감싸거나 발목에 걸어 프로그램에 따라 동작을 취하도록 한다.

매일 1회씩 1단계와 2단계 동작을 하라. 매일 1분씩 뒤꿈치가 아닌 발가락으로 걷고 상태가 호전되면 추가동작을 한다. 안정을 찾아가면서 주 3회 이하로 점차 줄여나간다.

＊발목과 관련된 근육들
- 전경골근(Tibialis Anterior)
- 후경골근(Tibialis Posterior)
- 장비골근(Peroneus-Fibularis-Longus)
- 단비골근(Peroneus-Fibularis-Brevis)
- 비복근(Gastrocnemius)
- 가자미근(Soleus)

06 발 프로그램

　몸의 가장 아래쪽에 위치한 신체 부위인 발은 중력에 저항하여 체중을 지지하는 역할을 하며 몸 전체의 균형을 좌우하는 중요 부위이다. 걸을 때 체중의 1.5배 정도의 힘이 가해지고 뛸 때는 3.5배~4배 정도의 힘이 가해지므로 발을 많이 풀어주는 것이 중요하다.

　발의 변형은 발목을 지탱하는 근육과 족저근막에 영향을 받으며 편평족(발 표면이 정상적인 아치보다 낮은 경우)과 요족(hollow foot：발 표면이 정상적인 아치보다 높은 경우)의 경우 이완을 통해 발의 근육을 풀어주고 발목을 지탱해주는 근육들은 강화해야 한다. 특히 족저근막과 아킬레스건의 이완은 발 교정에 중요한 포인트이다. 이 프로그램을 매일 1회씩 하다가 상태가 호전되면 주 3회 이하로 횟수를 점점 줄인다.

＊발과 관련된 근육들
- 장지신근(Extensor Digitorum Longus)
- 장지굴근(Flexor Digitorum Longus)
- 단지굴근(Flexor Digitorum Brevis)
- 장무지신근(Extensor Hallucis Longus)
- 장무지굴근(Flexor Hallucis Longus)
- 아킬레스건(Achilles Tendonitis)
- 족저근막(Plantar Fascia)

▶노수연 교수가 추천하는 발/발목 프로그램

1단계	이완	2단계	강화
롤러	아이티밴드 마사지	밴드	발과 발목 강화
		밴드	발과 발목 강화
		롤러	어라운드 더 월드
		롤러	로그 롤
		밴드	내전근 운동
		밴드	외전근 운동
		롤러	롤러 브리지

소도구별 데일리 프로그램

1. 롤러로 하는 데일리 프로그램

동작	횟수
기본어깨 동작들	8~10회
수파인 시리즈	8~10회
스완	8~10회
롤러를 이용한 브리지	8~10회
플랭크 시리즈	8~10회
잭나이프 수파인	8~10회
수파인 레그 시리즈	8~10회
벽을 이용한 스쿼트	8~10회
스탠딩 시리즈	8~10회

2. 테라밴드로 하는 데일리 프로그램

동작	횟수
I. 스트레칭	
1. 발과 발목 강화	양쪽 10회
2. 쓰리웨이 힙 스트레칭	양쪽 1회
II. 수파인 시리즈	
1. 싱글 레그 서클	각각 5회
2. 롤 다운	5회
3. 레그 풀	8회
4. 프로그 레그	8회
5. 돌핀	6회
6. 클래식 티저	6회

동작	횟수
III. 올포 시리즈	
7. 도그 킥	양쪽 10회
8. FTD 플로리스트	양쪽 10회
IV. 런징 시리즈	
9. 삼두근 운동	양쪽 10회
10. 이두근 운동	양쪽 10회
11. 능형근 운동	양쪽 10회
12. 체스트 익스펜션	양쪽 10회
13. 런징 스와카데	양쪽 8회
IV. 스탠딩 시리즈	
14. 하프 문	교대로 4회
15. 스탠딩 엔젤	10회
16. 회전근 운동 I, II	10회
17. 쓰리웨이 팩 스트레칭	1회

3. 링(매직서클)로 하는 데일리 프로그램

동작	횟수
I. 수파인 시리즈	
1. 심복부 인지	5회
2. 상복부 컬스	5회
3. 브리지	3회
4. 싱글 레그 롤 업	양쪽 4회
5. 스파인 스트레이치 포워드	3회
6. 롤 오버	4회
7. 롤링 라이크 어 볼	5회
8. 싱글 레그 스트레칭	양쪽 16회
III. 프론 시리즈	
14. 스완	4회
15. 더블 레그 킥스	4회
16. 찰리 체플린	10회

4. 볼로 하는 데일리 프로그램

동작	횟수
중립자세에서 호흡	4~8회
햄스트링 스트레칭	4회
꼬리뼈 말기	4회
클래식 브리지	4회
밴딩 브리지	4회
드럼치기	30회
상복부 컬스	8회
풋워크 시리즈	각 5회
헌드레드	100회
스파인 스트레치 포워드	4회
암 리치	4회
싱글 레그 스트레칭	8회
더블 레그 스트레칭	4회
롤 오버	4회
롤 업	1회
쏘우	4회
스완	4~8회
롤 다운	1회
상복부 컬스	8회
롤 업	1회
사이드 킥	각 2회
패럴 스쿼트(스탠딩)	4회
베이직 바운스	8회
치킨 윙스	8회
드럼치기	8회
평행 점프	4회
턴 아웃 점프	4회
스타 점프	4회
라이 백 스트레칭	4회
월 스완	4회
컨트롤 프론트/백	1회

동작	횟수
푸쉬업	8회
무릎 스트레칭	8회
스위밍 레그	16회
휴식자세	

폼롤러 프로그램

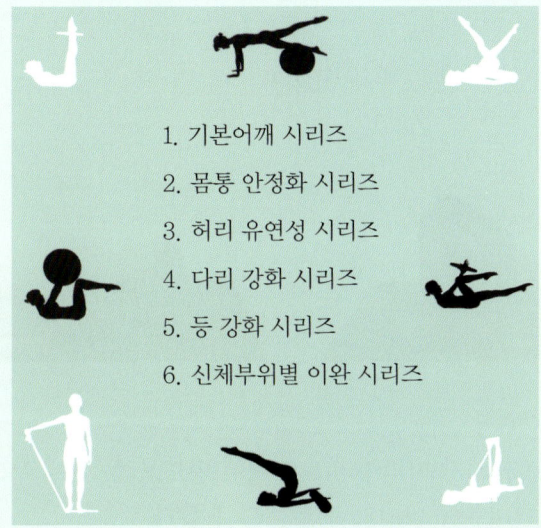

1. 기본어깨 시리즈
2. 몸통 안정화 시리즈
3. 허리 유연성 시리즈
4. 다리 강화 시리즈
5. 등 강화 시리즈
6. 신체부위별 이완 시리즈

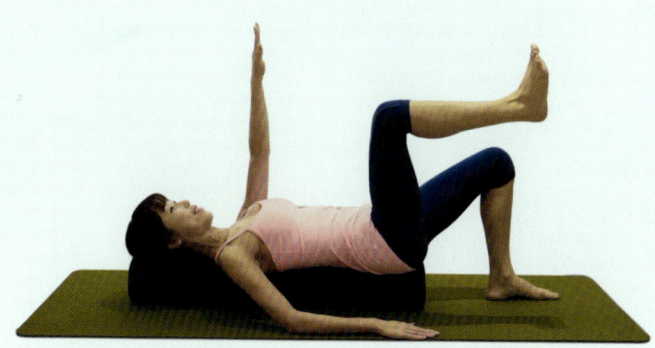

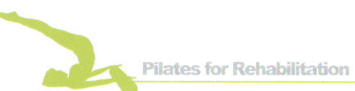

1. 기본어깨 시리즈

01 사이드 롤링(Side Rolling)

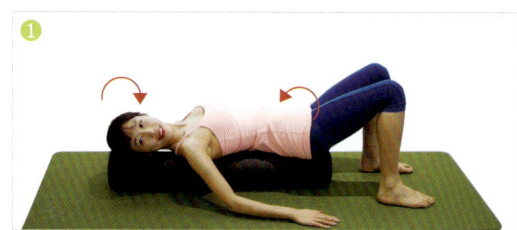 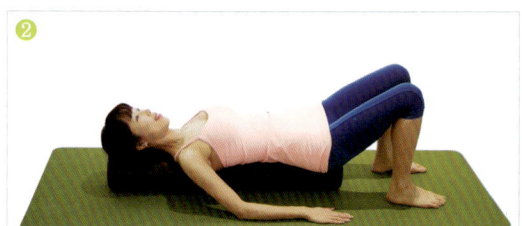

▶ **초급 / 횟수** 10회

▶ **준비자세** 폼롤러가 머리부터 꼬리뼈에 닿도록 등 뒤에 두고 바르게 눕는다. 발은 좌골뼈 너비만큼 벌리고 팔은 바닥에 둔다.

▶ **동작순서**

들숨:고개를 오른쪽으로 돌린다. 이때 골반을 밀어준다는 느낌으로 몸통은 왼쪽으로 기울인다.

날숨:중앙으로 돌아온다.

▶ **지도방법**

• 목을 이완시키도록 한다.

• 손과 발로 바닥을 지지한다.

▶ **이미지** 바다 위에 떠도는 보트처럼 편안하게 몸을 이완시킨다.

▶ **목적**

• 흉근의 스트레칭

• 목과 등상부의 이완

• 어깨, 목, 머리의 정렬

▶ **주의사항** 목디스크가 있는 사람들은 호흡을 천천히 하며 동작을 수행한다.

02 쇼울더 슬라프(Shoulder Slaps)

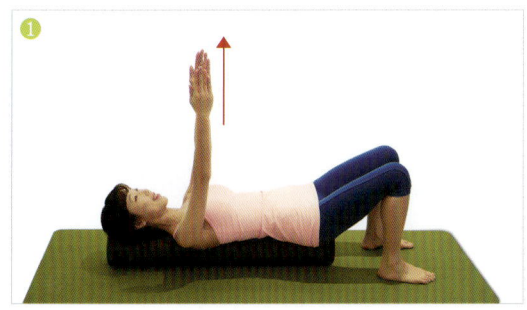 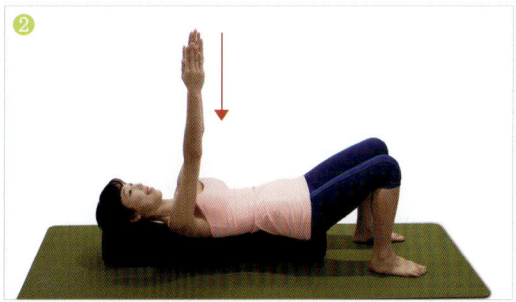

▶ 초급 / 횟수 10회

▶ 준비자세 폼롤러가 머리부터 꼬리뼈에 닿도록 등 뒤에 두고 바르게 눕는다. 발은 좌골뼈 너비만큼 벌리고 양팔은 천장쪽으로 뻗어서 손바닥을 마주 보게 한다.

▶ 동작순서

들숨:양팔을 천장쪽으로 들어올린다.

날숨:어깨를 바닥쪽으로 내린다.

▶ 지도방법

• 견갑골과 팔의 무게를 싣고 완전히 떨어뜨리도록 한다.

• 팔꿈치는 완전히 편다.

▶ 이미지 양어깨를 바닥에 꽂는다고 상상한다.

▶ 목적

• 어깨, 등상부, 목의 긴장 이완

• 어깨 정렬

▶ 주의사항 어깨 부상이 있는 사람은 가동범위를 줄여 천천히 동작을 취한다.

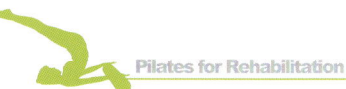

03 암 리치(Arm Reaches)

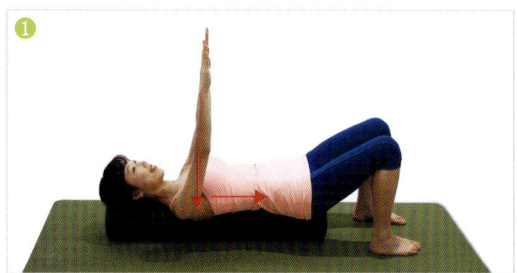 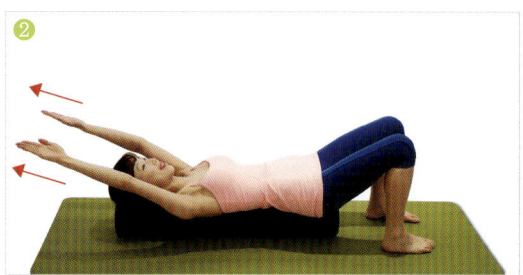

▶ **초급 / 횟수** 10회

▶ **준비자세** 폼롤러가 머리부터 꼬리뼈에 닿도록 등 뒤에 두고 바르게 눕는다. 발은 좌골뼈 너비만큼 벌리고 양팔은 천장쪽으로 뻗고 손바닥은 앞쪽을 향하게 한다.

▶ **동작순서**

들숨:양팔을 머리 위쪽으로 올린다.

날숨:천장쪽으로 다시 돌아온다.

▶ **지도방법**

- 갈비뼈를 안정화한다.
- 어깨는 귀에서 멀어지게 한다.
- 양팔을 바닥으로 내릴 때 등이 아치형이 되지 않도록 한다.

▶ **이미지** 자신의 팔이 등에서부터 나온다고 생각한다.

▶ **목적**

- 광배근, 흉근의 스트레칭
- 몸통의 안정성 유지
- 어깨 정렬

▶ **주의사항** 어깨 부상이 있는 사람은 가동범위를 줄여서 천천히 동작을 취한다.

04 치킨 윙스(Chicken Wings)

▶ **초급 / 횟수** 10회

▶ **준비자세** 폼롤러가 머리부터 꼬리뼈에 닿도록 등 뒤에 두고 바르게 눕는다. 발은 좌골뼈 너비만큼 벌리고 양팔은 머리 위쪽으로 뻗고 손등을 바닥에 내려놓는다.

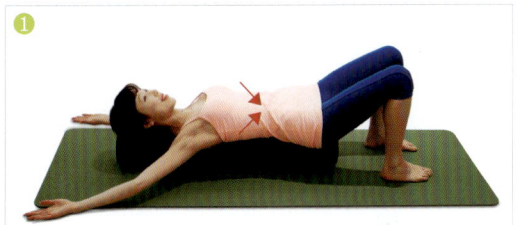

▶ **동작순서**

들숨 : 준비를 한다.

날숨 : 양팔을 W자로 내린다.

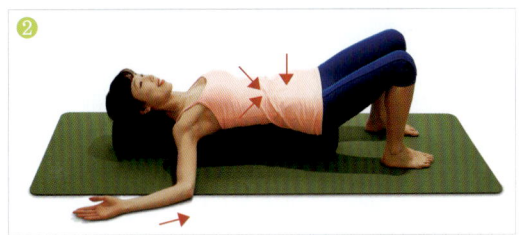

▶ **지도방법**

• 호흡을 하면서 스트레칭한다.

• 팔꿈치가 바닥에 닿도록 한다.

▶ **이미지** 숨을 들이마실 때 가슴을 계속해서 넓게 연다고 생각한다.

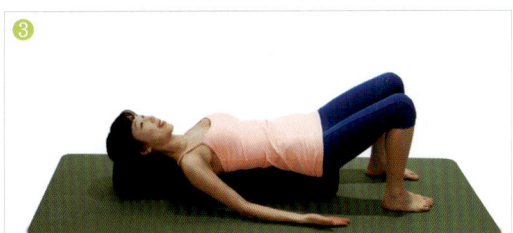

▶ **목적**

• 흉근의 스트레칭

• 어깨 정렬

• 등근육 사용

▶ **주의사항** 어깨 부상이 있는 사람은 가동범위를 줄인다.

05 앤젤 인 더 스노우(Angel in the Snow)

▶ **초급 / 횟수** 10회

▶ **준비자세** 폼롤러가 머리부터 꼬리
뼈에 닿도록 등 뒤에 두고 바르게
눕는다. 발은 좌골뼈 너비만큼 벌
리고 양팔은 옆에 두고 손바닥은
천장쪽으로 향한다.

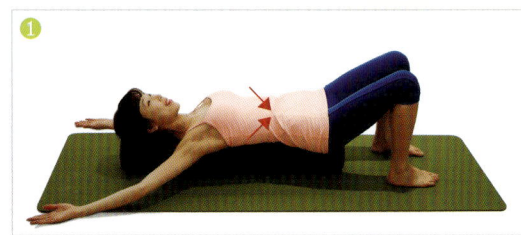

▶ **동작순서**

들숨:팔로 원을 그리듯이 올린다.

날숨:치킨 윙스로 내려온다.

▶ **지도방법**

• 필요한 부분에 스트레칭을 한다.

• 어깨는 내린다.

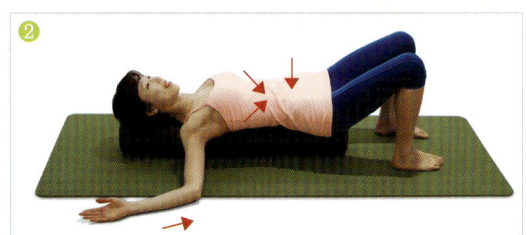

▶ **이미지** 〈러브 스토리〉의 주인공처
럼 눈밭에 누워 눈을 밀어낸다고
상상한다.

▶ **목적**

• 흉근 스트레칭

• 어깨 정렬

• 어깨 외회전에 대한 인지

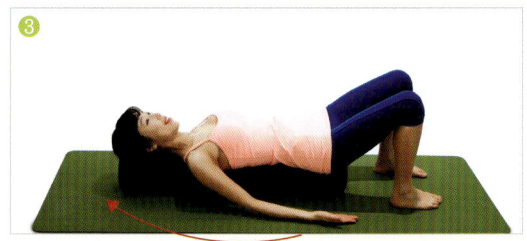

▶ **주의사항** 어깨 부상이 있는 사람은 가동범위를 줄인다.

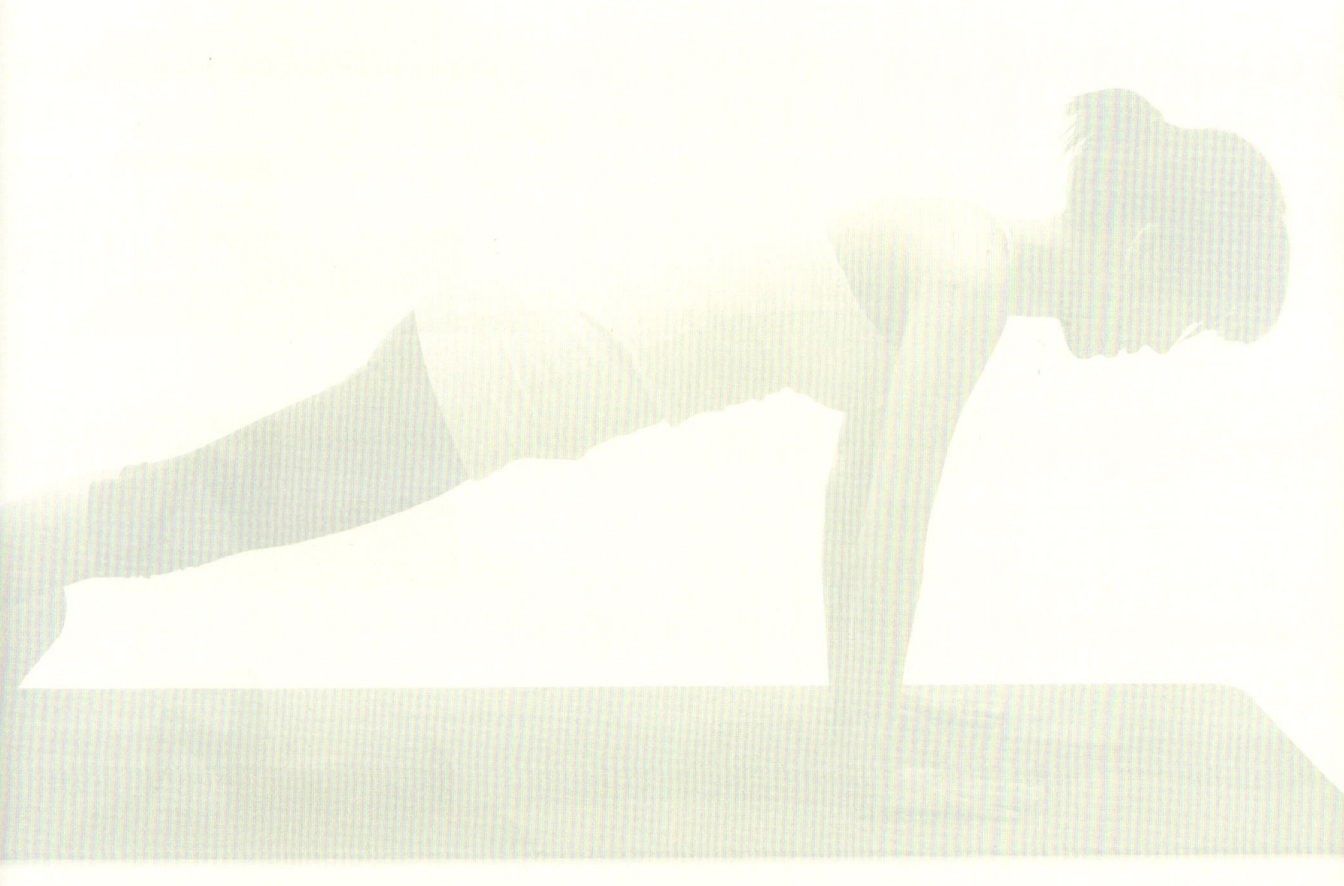

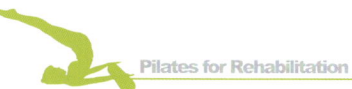

2. 몸통 안정화 시리즈

01 타이니 스텝(Tiny Steps)

▶ **초급 / 횟수** 10회

▶ **준비자세** 머리부터 꼬리뼈까지 롤러 위에 등이 닿도록 천천히 눕는다. 발은 좌골뼈 넓이만큼 벌리는 한편 양팔을 옆에 두고 손바닥을 바닥에 내려둔다.

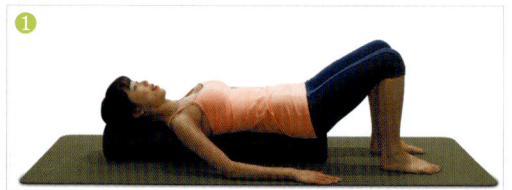

▶ **동작순서**

들숨 : 몸통은 안정되게 한다.

날숨 : 한쪽 다리를 90도 정도까지 들어 올린다.

들숨 : 기다린다.

날숨 : 다시 내린다.

반대쪽도 한다.

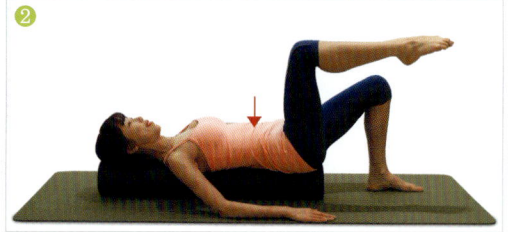

▶ **지도방법**

• 상체에 긴장을 푼다.

• 목을 길게 하면서 어깨를 이완한다.

▶ **이미지** 몸을 가능한 한 움직이지 않고 의자처럼 다리만 들어올린다고 생각한 다.

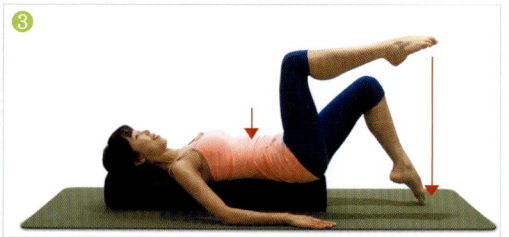

▶ **목적** 몸통 안정화

▶ **주의사항** 다리를 들고 내릴 때 허리를 안정되게 한다.

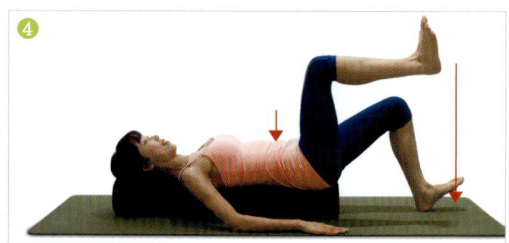

02 로봇 댄스(Robot Dance)

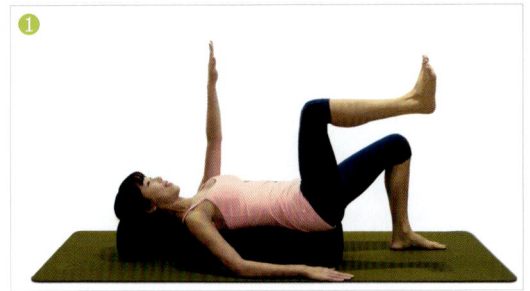 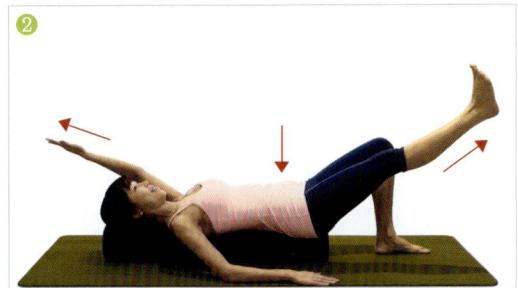

▶ **초급 / 횟수** 10회

▶ **준비자세** 폼롤러가 머리부터 꼬리뼈에 닿도록 등 뒤에 두고 바르게 눕는다. 발
은 좌골뼈 너비만큼 벌리고 오른쪽 팔은 천장쪽으로 왼쪽 다리는 90도로 굽혀
들어올린다.

▶ **동작순서**

들숨:준비한다.

날숨:팔은 머리 위쪽으로 다리는 사선 방향으로 뻗는다.

반대쪽도 한다.

▶ **지도방법**

• 롤러에서 움직이지 않도록 한다.

• 등이 아치 모양으로 되지 않도록 한다.

▶ **이미지** 뻗은 다리와 팔이 대각선을 이룬다고 생각한다.

▶ **목적**

• 몸통 안정화

• 코어 강화

▶ **주의사항** 팔과 다리를 들어올리고 내릴 때 허리를 안정되게 한다.

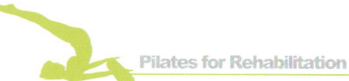

03 플랭크(Plank)

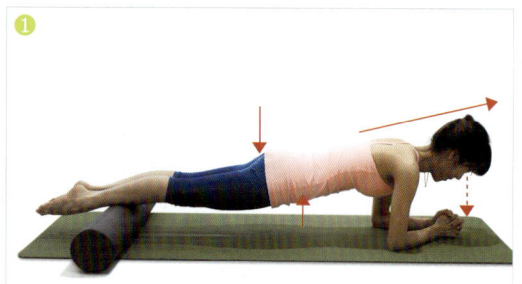
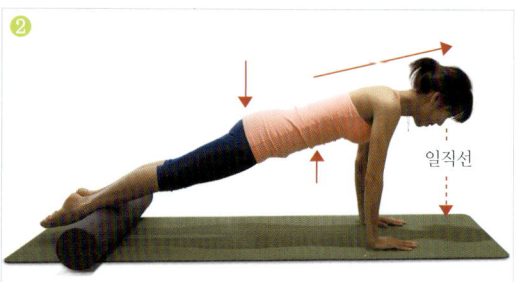

일직선

▶ 초급 / 횟수 10회

▶ 준비자세 푸쉬업 자세를 취하고 무릎 아래 부분에 폼롤러를 둔다.

▶ 동작순서

들숨 : 준비한다.

날숨 : 롤러를 위아래로 굴리도록 한다.

▶ 지도방법 허리가 바닥으로 떨어지지 않도록 힘을 주어 등과 둔부, 햄스트링을 연결한다.

▶ 이미지 허벅지 안쪽에 힘을 주면서 뻗은 머리부터 발끝까지 사선을 이룬다고 생각한다.

▶ 목적

• 몸통 안정화

• 코어 강화

▶ 주의사항 손목 부상이 있는 사람은 피한다.

04 푸쉬업(Push-up)

▶ **중급 / 횟수** 10회

▶ **준비자세** 푸쉬업 자세를 취하고 무릎 아래 부분에 폼롤러를 둔다.

▶ **동작순서**
들숨 : 팔꿈치를 구부린다.
날숨 : 다시 편다.

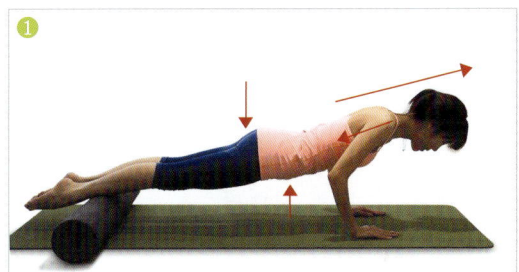

▶ **지도방법**
- 허리가 바닥으로 떨어지지 않도록 힘을 주어, 등과 둔부, 햄스트링을 연결한다.
- 엉덩이를 조이듯이 힘을 준다.
- 팔을 접을 때 목이 짧아지지 않도록 한다.

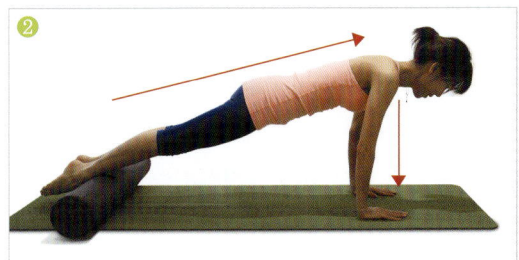

▶ **이미지**
- 배꼽이 척추에 붙었다고 생각하며 복부에 힘을 계속 준다.
- 목은 척추와 연결되어 있다고 생각한다.
- 바닥을 벽이라고 생각하며 벽을 밀어낸다고 상상한다.

▶ **목적**
- 몸통 안정화
- 팔, 등, 코어 강화
- 신체 균형의 개선

▶ **주의사항** 손목 부상이 있는 사람은 피한다.

05 라운드 백(Round Back)

▶ **중급** / **횟수** 10회

▶ **준비자세** 푸쉬업 자세를 취하고 무릎과 발목 사이에 폼롤러를 둔다.

▶ **동작순서**

들숨 : 무릎을 구부려 가슴쪽으로 최대한 당긴다.

날숨 : 다시 준비자세로 돌아간다.

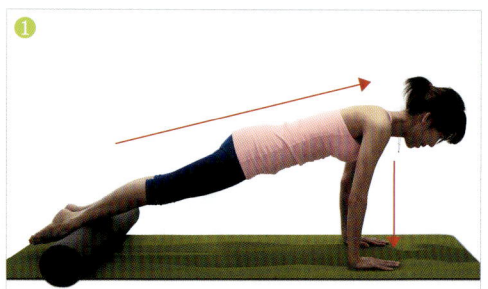

▶ **지도방법**

• 무릎을 구부릴 때 손바닥은 바닥에 고정시킨다.

• 무릎을 펼 때 시선은 양손 앞쪽을 향한다.

• 무릎을 구부릴 때 시선은 허벅지를 향한다.

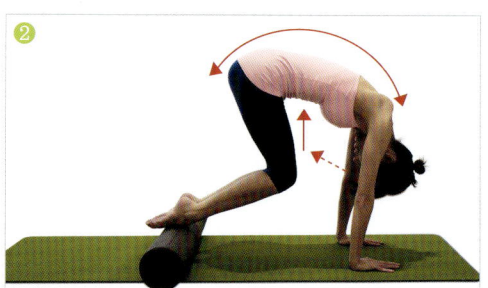

▶ **이미지** 중력에 저항한다고 생각한다.

▶ **목적**

• 몸통 안정화

• 팔, 등, 코어 강화

• 신체 균형의 개선

▶ **주의사항** 손목 부상이 있는 사람은 피한다.

06 잭나이프 플랭크(Jackknife Plank)

▶ **고급 / 횟수** 10회

▶ **준비자세** 푸쉬업 자세를 취하고 무릎과 발목 사이에 폼롤러를 둔다.

▶ **동작순서**

들숨:코어를 사용해서 골반을 천장쪽으로 들어올려 'ㅅ'모양을 만든다.

날숨:다시 준비자세로 돌아간다.

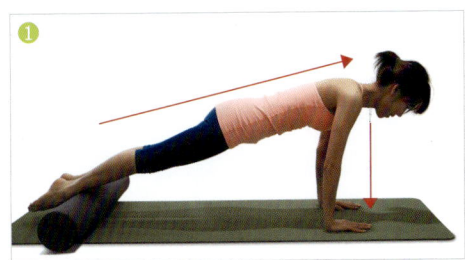

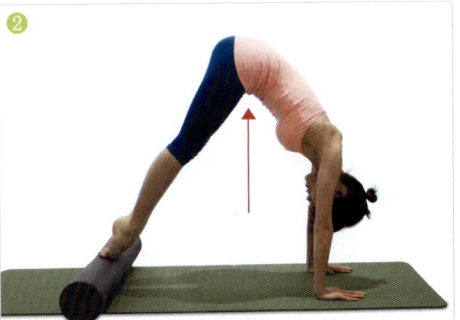

▶ **지도방법**

• 코어를 사용해서 골반을 천장쪽으로 들어올린다.

• 가능한 한 무릎을 펴도록 한다.

▶ **이미지** 천장이 진공청소기라 생각하고 몸을 빨아들인다고 생각한다.

▶ **목적**

• 몸통 안정화

• 팔, 등, 코어 강화

• 신체 균형의 개선

▶ **주의사항** 손목 부상이 있는 사람은 피한다.

07 잭나이프 수파인(Jackknife Supine)

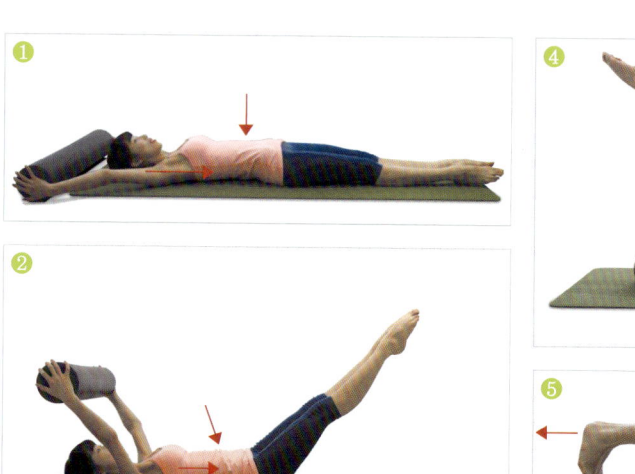

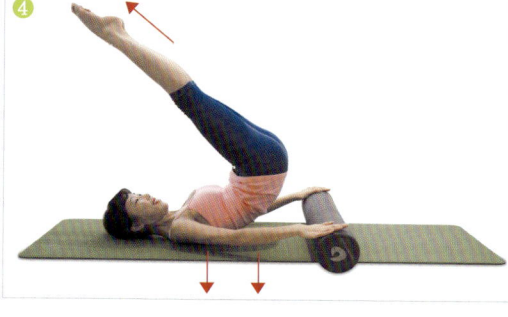

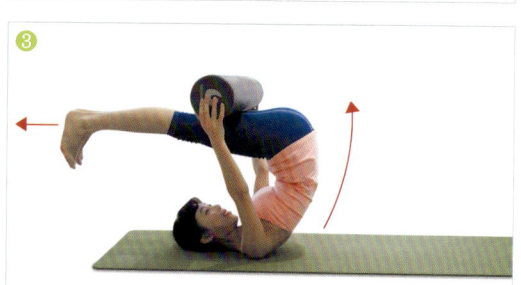

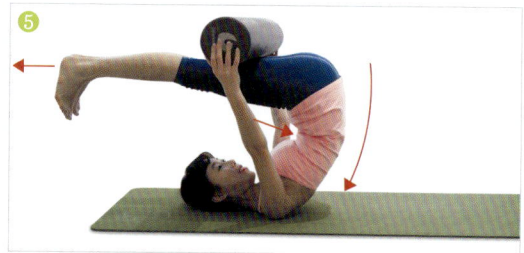

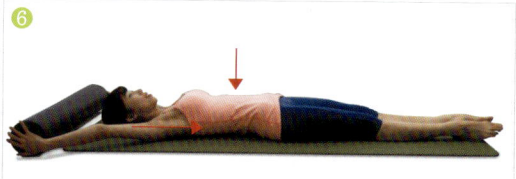

▶ 고급 / 횟수 10회

▶ 준비자세 양손에 폼롤러를 잡고 머리 위로 올려 바르게 눕는다.

▶ 동작순서

들숨 : 폼롤러를 들어올려 롤오버를 하면서 롤러 아래로 다리를 교차시켜 바닥과 평행이 되도록 한다.

날숨 : 롤러를 잡은 손은 바닥으로 내리고 다리 역시 바닥 방향으로 살짝 내려준다.

들숨 : 다리는 천장쪽으로 들어올린다.

날숨 : 다시 준비자세로 돌아간다.

▶ 지도방법

• 코어를 사용해서 동작으로 유도한다.

• 견갑골 사이에 균형을 유지하며 목까지 구르지 않도록 한다.

▶ 이미지 마치 몸이 주머니칼처럼 접었다 폈다 하는 것을 상상한다.

▶ 목적

• 몸통 안정화

• 팔, 등, 코어 강화

• 목, 등상부의 스트레칭

▶ 주의사항

• 목과 어깨 부상이 있는 사람은 피한다.

• 허리 디스크가 있는 사람은 피한다.

3. 허리 유연성 시리즈

01 스파인 트위스트(Spine Twist)

▶ **초급 / 횟수** 10회

▶ **준비자세** 천골 아래 폼롤러를 대고 눕는다.

▶ **동작순서**

들숨: 오른손으로 반대 무릎을 잡고 천천히 다리를 오른쪽으로 비튼다.

날숨: 준비자세로 돌아간다.

반대쪽도 한다.

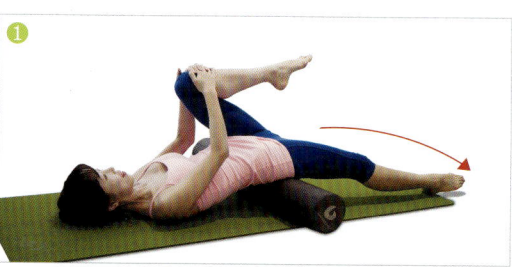

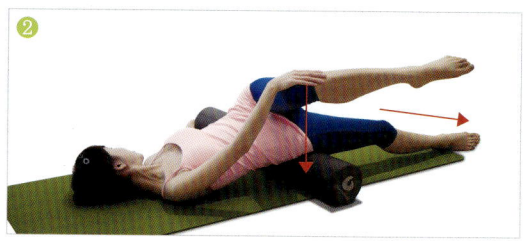

▶ **지도방법**

• 등에 무리를 주지 않는 한도 내에서 몸을 비튼다.

• 척추를 비틀 때 허리를 아치모양으로 만들지 않는다.

• 반대쪽 어깨는 바닥에 내린 상태에서 비튼다.

▶ **이미지** 젖은 빨래를 비틀어 짠다고 생각한다.

▶ **목적**

• 힙플렉서(고관절 굴근) 스트레칭

• 척추, 등근육, 흉근 스트레칭

▶ **주의사항**

척추가 약한 사람은 피한다.

디스크 환자는 피한다.

4. 다리 강화 시리즈

01 싱글 레그 서클(Single Leg Circles)

▶ **초급 / 횟수** 10회

▶ **준비자세** 천골 아래 폼롤러를 대고 눕는다. 한 쪽 다리를 천장쪽으로 뻗는다.

▶ **동작순서**

들숨 : 반원을 그린다.

날숨 : 나머지 반원을 그린다.

반대쪽도 한다.

▶ **지도방법**

• 목과 어깨에 긴장을 풀고 원을 그린다.

• 어깨는 안정되게 고정시킨다.

▶ **이미지** 다리에 붓이 있어서 원을 그린다고 생각한다.

▶ **목적**

• 복부, 특히 내외복사근 강화

• 골반과 다리를 유연하게 연결

▶ **주의사항** 고관절 치환술 환자는 가동범위를 줄이고 증상이 심각해지면 동작을 피한다.

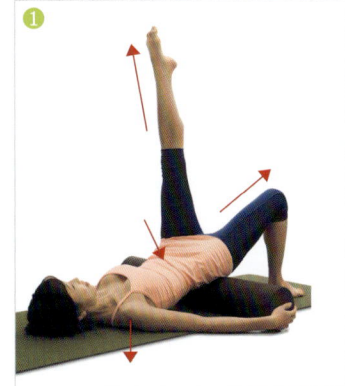

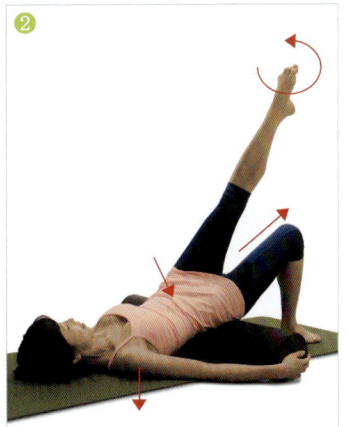

02 헬리콥터(Helicopter)

▶ **초급 / 횟수** 10회

▶ **준비자세** 처골 아래 폼롤러를 대고 눕는다. 두 다리를 천장쪽으로 뻗는다.

▶ **동작순서**

들숨 : 양쪽 다리를 두 번 교차한다.

날숨 : 반원을 그리며 돌아온다.

▶ **지도방법**

• 복부에 힘을 주면서 몸통을 안정화시켜 다리를 움직인다.

• 어깨는 안정되게 고정시킨다.

▶ **이미지** 다리가 헬리콥터의 날개라고 생각한다.

▶ **목적**

• 몸통의 안정성과 조절능력 강화

• 복부와 허벅지안쪽 강화

▶ **주의사항** 고관절 치환술 환자는 가동범위를 줄이고 증상이 심각해지면 동작을 피한다.

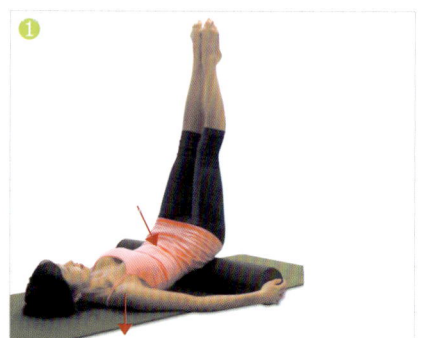

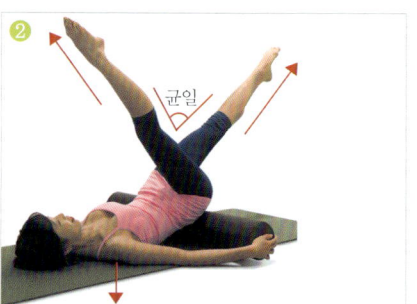

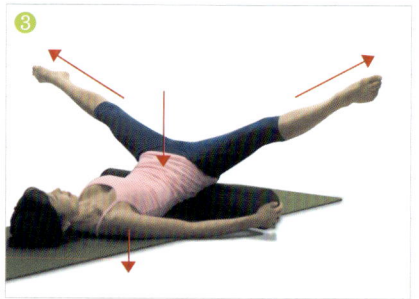

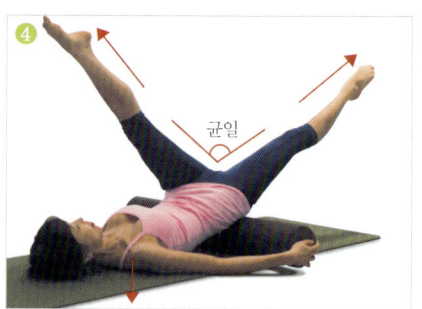

03 시저(Scissors)

▶ **초급 / 횟수** 10회

▶ **준비자세** 천골 아래 폼롤러를 대고 눕는 다. 두 다리를 천장쪽으로 뻗는다.

▶ **동작순서**

들숨 : 준비한다.

날숨 : 오른쪽 다리와 왼쪽 다리를 서로 반대 방향으로 뻗는다.

들숨 : 준비자세로 돌아온다.

▶ **지도방법**

• 복부에 힘을 주면서 몸통을 안정화시 킨 다음 다리를 움직인다.

• 어깨는 안정되게 고정시킨다.

▶ **이미지** 다리로 가위질한다고 상상한다.

▶ **목적**

• 몸통의 안정성과 조절능력 강화

• 복부와 허벅지안쪽 강화

▶ **주의사항** 고관절 치환술 환자는 가동범 위를 줄이고 증상이 심각해지면 동작을 피한다.

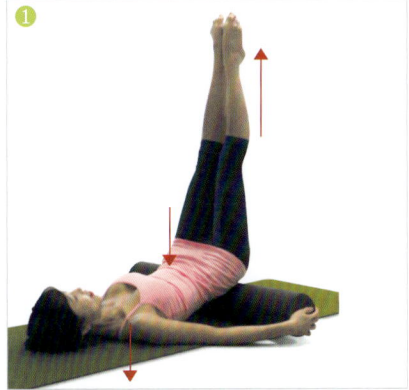

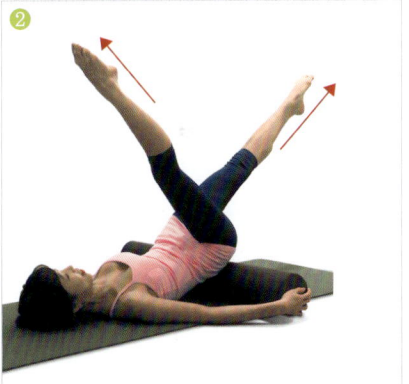

04 바이시클(Bicycle)

▶ **초급** / **횟수** 10회

▶ **준비자세** 천골 아래 폼롤러를 대고 눕는
다. 한쪽 다리는 구부린다.

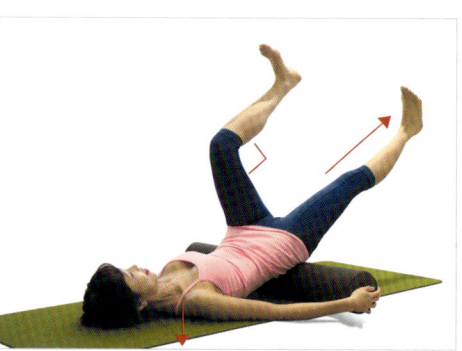

▶ **동작순서**

들숨 : 구부린 다리를 머리 위로 뻗는다.
날숨 : 다리를 교차한다.

▶ **지도방법**

• 복부에 힘을 주면서 몸통을 안정화시
켜 다리를 움직인다.

• 어깨는 안정되게 고정시킨다.

▶ **이미지** 누운 상태에서 자전거를 탄다고 생각한다.

▶ **목적**

• 몸통 안정성과 조절능력 강화

• 복부와 허벅지안쪽 강화

▶ **주의사항** 고관절 치환술 환자는 가동범위를 줄이고 증상이 심각해지면 동작을
피한다.

05 비트(Beat)

▶ **초급 / 횟수** 10회

▶ **준비자세** 천골 아래 폼롤러를 대고 눕는다. 두 다리는 천장쪽으로 뻗는다.

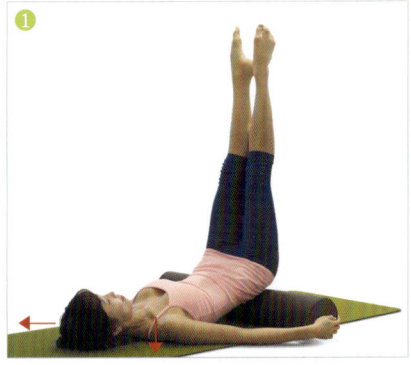

▶ **동작순서**

들숨 : 준비한다.

날숨 : 다리를 교차하면서 8번 카운트에 내려가고 다시 8번 카운트에 올라온다.

▶ **지도방법**

• 복부에 힘을 주면서 몸통을 안정화시켜 다리를 움직인다.

• 어깨는 안정되게 고정시킨다.

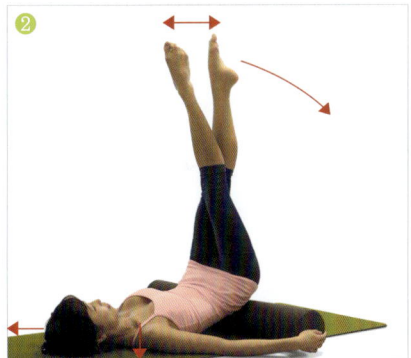

▶ **이미지** 공중에서 발바꾸기를 한다고 생각한다.

▶ **목적**

• 몸통의 안정성과 조절능력 강화

• 복부와 허벅지안쪽 강화

▶ **주의사항** 고관절 치환술 환자는 가동범위를 줄이고 증상이 심각해지면 피한다.

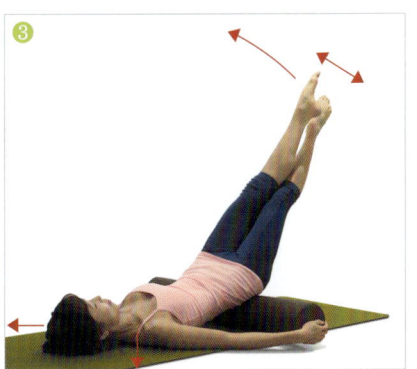

06 프로그(Frog)

▶ **초급 / 횟수** 10회

▶ **준비자세** 천골 아래 폼롤러를 대고 눕는다. 두 다리는 뒤꿈치를 붙이고 개구리 자세를 취한다.

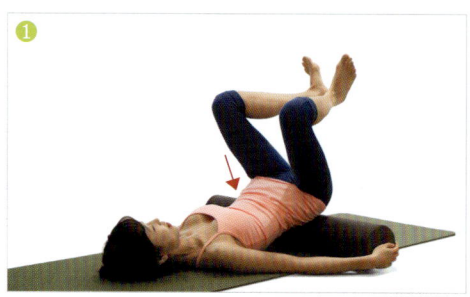

▶ **동작순서**

들숨:준비한다.

날숨:다리를 사선 방향으로 뻗는다.

▶ **지도방법**

• 복부에 힘을 주면서 몸통을 안정화 시켜 다리를 움직인다.

• 어깨는 안정되게 고정시킨다.

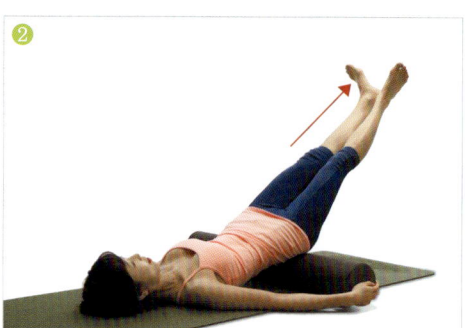

▶ **이미지** 개구리가 점프한다고 생각한 다.

▶ **목적**

• 몸통 안정성과 조절화

• 복부와 허벅지안쪽 강화

▶ **주의사항** 고관절 치환술 환자는 가동범위를 줄이고 증상이 심각해지면 피한 다.

07 더블 레그 서클(Double Leg Circles)

▶ **초급/횟수** 10회

▶ **준비자세** 천골 아래 폼롤러를 대고 눕는다. 두 다리는 천장 방향으로 뻗는다.

▶ **동작순서**

들숨:준비한다.

날숨:두 다리를 바깥쪽으로 원을 그린다.

▶ **지도방법**

• 복부에 힘을 주면서 몸통을 안정화시켜 다리를 움직인다.

• 어깨는 안정되게 고정시킨다.

▶ **이미지** 두 다리로 똑같은 크기의 원을 그린다고 생각한다.

▶ **목적**

• 몸통 안정성과 조절화

• 복부와 허벅지안쪽 강화

▶ **주의사항** 고관절 치환술 환자는 가동범위를 줄이고 증상이 심각해지면 피한다.

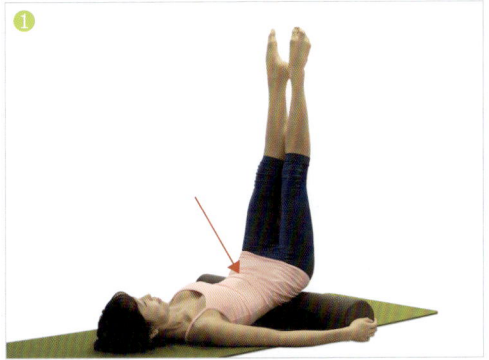

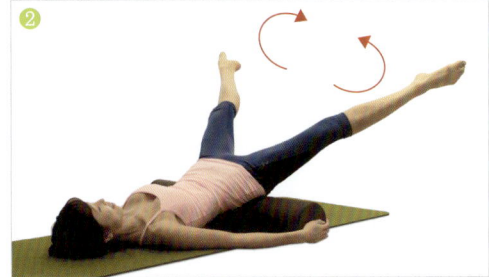

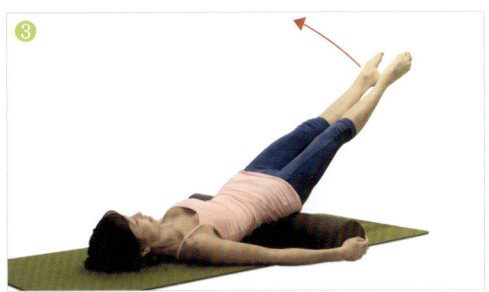

08 스쿼트(Squats)

▶ **초급** / **횟수** 10회

▶ **준비자세**

벽에 등을 대고 폼롤러를 허리 아래에 둔다.
양팔은 천장쪽으로 뻗고 똑바로 선다.

▶ **동작순서**

들숨 : 준비한다.

날숨 : 스쿼트 자세를 한다.

▶ **지도방법**

• 골반은 중립자세로 둔다.

• 무릎은 90도 미만으로 구부린다.

• 하지정렬을 유지한다.

▶ **이미지** 롤러로 벽에 페인트를 칠한다고 생
각한다.

▶ **목적**

• 대퇴사두근, 햄스트링, 둔부의 근력 강화

▶ **주의사항** 무릎에 이상이 있는 사람은 가동
범위를 제한한다. 통증이 심하면 중단한다.

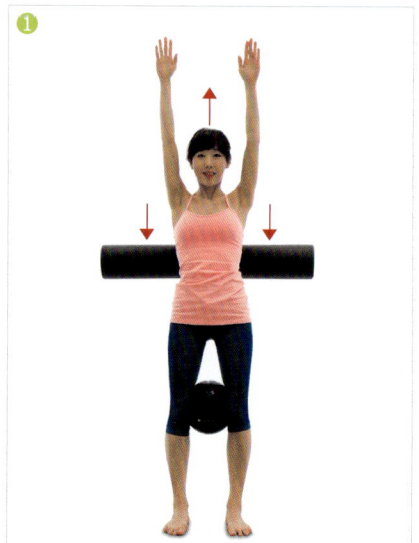

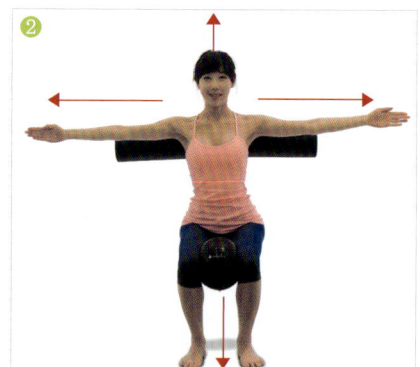

5. 등 강화 시리즈

01 스완(Swan)

▶ **초급 / 횟수** 10회

▶ **준비자세** 엎드린 자세를 취하고 양팔을 뻗은 상태에서 팔 아래에 폼 롤러를 둔다.

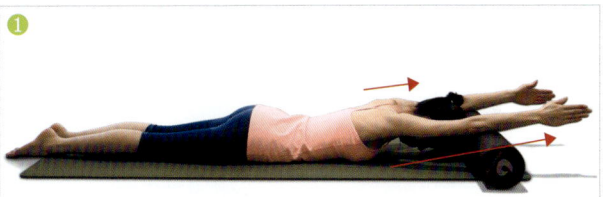

▶ **동작순서**

들숨 : 복근과 등근육을 사용해 올라온다.
날숨 : 내려간다.

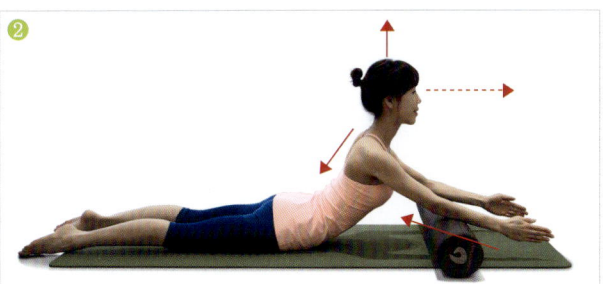

▶ **지도방법**

• 배꼽을 등쪽으로 당긴다.

• 몸을 지나치게 높게 들어올려 허리에 부담이 가지 않게 한다.

• 머리는 척추와 자연스런 선을 유지한다.

▶ **이미지** 백조가 우아하게 물을 마신다고 생각한다.

▶ **목적**

• 목, 어깨, 등근육 강화

• 등라인 정렬

▶ **주의사항** 요통이 있는 사람은 피한다.

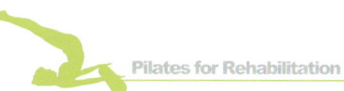
6. 신체부위별 이완 시리즈

01 목 마사지(Neck Massage)

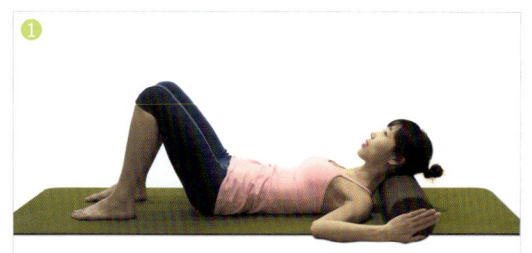 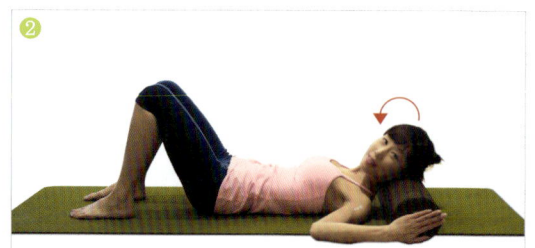

▶ **초급 / 횟수** 10회

▶ **준비자세** 무릎을 세우고 누워서 폼롤러를 목 아래에 둔다.

▶ **동작순서**

들숨:준비한다.

날숨:천천히 목을 좌우로 돌린다. 호흡을 하면서 돌린다.

▶ **지도방법**

• 롤러를 움직여 경직된 부위를 찾아서 푼다.

• 머리의 무게를 이용해서 긴장된 목을 이완시킨다.

▶ **이미지** 아침에 일어날 때 목을 좌우로 푼다고 생각한다.

▶ **목적**

• 목근육 이완

▶ **주의사항** 목이 좋지 않은 사람은 롤러를 빼고 한다.

02 백 마사지(Back Massage)

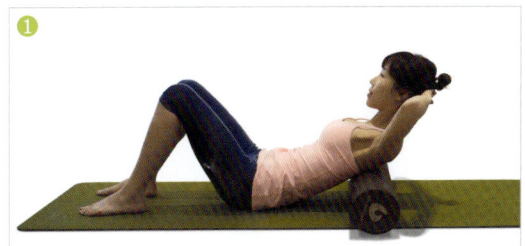 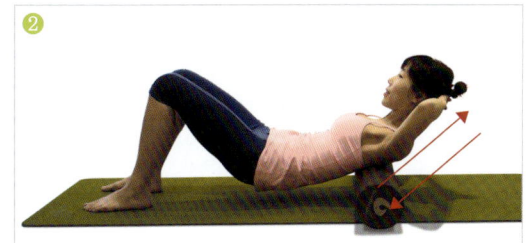

▶ **초급 / 횟수** 10회

▶ **준비자세** 폼롤러를 등 뒤에 두고 눕는다. 양손은 깍지를 끼고 머리 뒤에 붙인다.

▶ **동작순서**

들숨 : 꼬리뼈를 말아서 들어올린다.

날숨 : 등을 천천히 마사지한다.

▶ **지도방법**

• 손으로 머리를 지탱해서 뒤로 넘어가지 않게 한다.

▶ **이미지** 폼롤러로 등 전체를 마사지한다고 생각한다.

▶ **목적**

• 등근육의 이완

• 흉추의 분절과 굴절을 향상시킴

▶ **주의사항** 천천히하되 뒤로 넘어가지 않도록 한다.

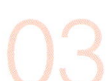

03 아이티 마사지(Illiotibial Band Massage)

▶ **초급 / 횟수** 10회

▶ **준비자세** 옆으로 누워 허벅지 측면 아래에 폼롤러를 둔다.

▶ **동작순서**

들숨 : 준비한다.

날숨 : 폼롤러를 움직인다. 호흡을 지속한다.

▶ **지도방법**

• 아프다고 멈추지 말고 이완될 때 까지 계속해서 문지른다.

▶ **이미지** 자주 경직되는 신체 부위가 풀린다고 생각한다.

▶ **목적**

• 허리 통증의 원인이 되는 장경인 대의 이완

▶ **주의사항** 무릎으로 굴리지 않는다.

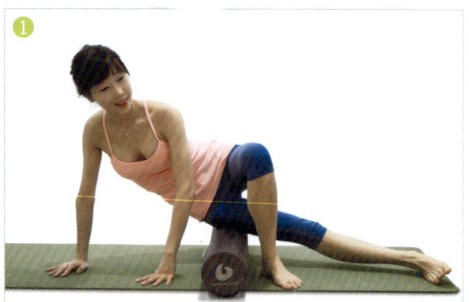

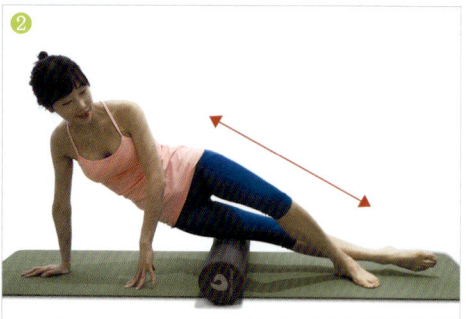

04 대퇴사두근 마사지(Quadriceps Massage)

▶ **초급 / 횟수** 10회

▶ **준비자세** 엎드려서 허벅지 아래에 폼롤러를 둔다.

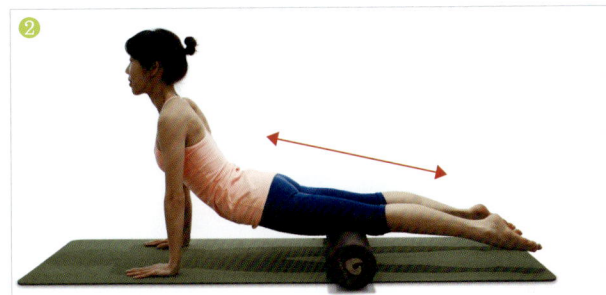

▶ **동작순서**
  들숨 : 준비한다.
  날숨 : 팔꿈치를 접고 폼롤러를 움직인다.

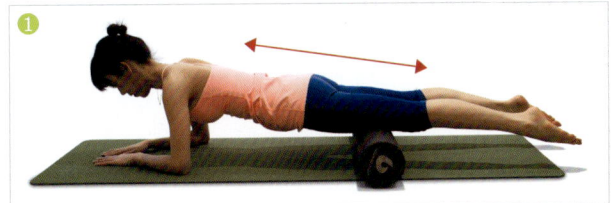

▶ **지도방법**
  • 팔을 펼 때 어깨를 귀에서 멀어지게 한다.
  • 척추선을 따라 움직인다.

▶ **이미지** 장난감 백조처럼 움직인다고 생각한다.

▶ **목적**
  • 대퇴사두근 이완
  • 팔, 어깨, 둔근, 등 강화
  • 척추정렬 인지

▶ **주의사항** 무릎으로 굴리지 않는다.

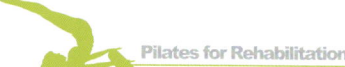

05 햄스트링 마사지(Hamstring Massage)

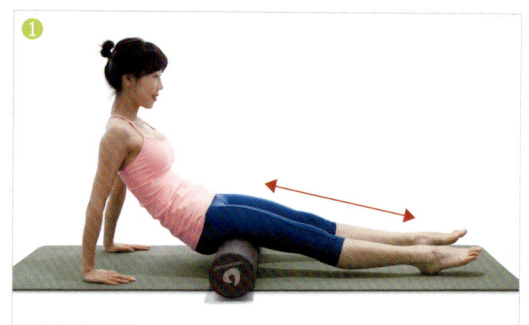 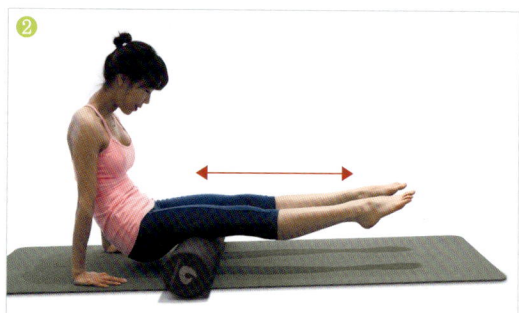

▶ **초급/횟수** 10회

▶ **준비자세** 팔로 뒤에서 지탱하고 허벅지 아래 롤러를 둔다.

▶ **동작순서**

　들숨:준비한다.

　날숨:팔로 바닥을 밀어 허벅지 뒤를 마사지한다.

▶ **지도방법**

　• 어깨를 귀에서 멀어지게 한다.

▶ **이미지** 썰매를 타고 미끄러진다고 생각한다.

▶ **목적**

　• 햄스트링 이완

　• 팔, 복부, 어깨 강화

▶ **주의사항** 무릎으로 굴리지 않는다.

06 사이드 힙 마사지(Side Hip Massage)

▶ **초급/횟수** 10회

▶ **준비자세** 한쪽 엉덩이로 롤러 위에 앉아 다리를 편다.

▶ **동작순서**

들숨:준비한다.

날숨:체중이 롤러에 실리도록 해서 엉덩이를 따라 롤러를 굴린다.

반대 방향도 한다.

▶ **지도방법**

• 경직된 부위를 더 이완시킨다.

▶ **이미지** 바나나가 미끄러지듯이 좌우로 움직인다고 생각한다.

▶ **목적**

• 둔근과 회전근 이완

▶ **주의사항** 롤러에서 균형을 잡아 흔들리지 않도록 한다.

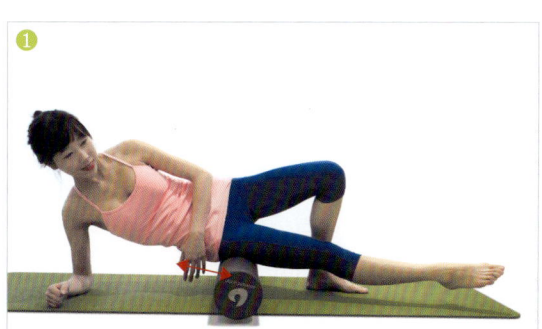

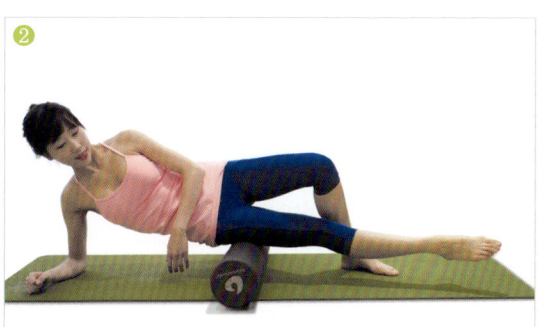

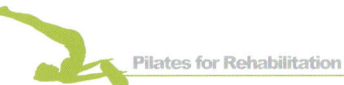

07 로그 롤(Log Roll)

▶ **중급** / **횟수** 10회

▶ **준비자세** 폼롤러 위에 균형을 잡고 선다.

▶ **동작순서**

들숨:준비한다.

날숨:작은 걸음으로 걷는다. 호흡을 계속
하며 걷는다.

▶ **지도방법**

• 코어에 계속 힘을 주며 균형상태를 유지
한다.

• 바른 자세를 유지한다.

▶ **이미지** 서커스단의 재주부리는 곰이라고
생각한다.

▶ **목적**

• 균형과 안정성 지도

• 발의 근막 이완

▶ **주의사항** 노인들은 피한다.

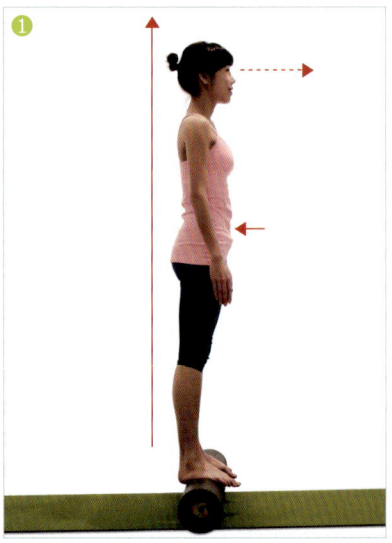

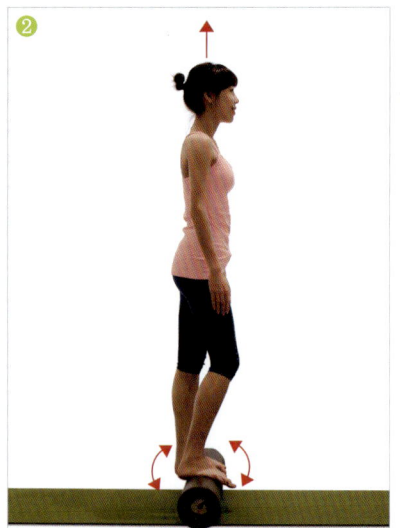

08 어라운드 더 월드(Around the World)

▶ **중급/횟수** 10회

▶ **준비자세** 폼롤러 위에 균형을 잡고 한쪽 발로 선다.

▶ **동작순서**

들숨 : 준비자세를 한다.

날숨 : 오른쪽 다리를 앞, 옆, 뒤의 순서대로 움직인다.

반대쪽도 한다.

▶ **지도방법**

• 코어에 계속 힘을 주며 균형을 유지한다.

• 바른 자세를 유지한다.

▶ **이미지** 발레리나라고 생각하며 부드럽게 움직인다.

▶ **목적**

• 균형과 안정성 지도

• 발의 근막 이완

▶ **주의사항** 노인들은 피한다.

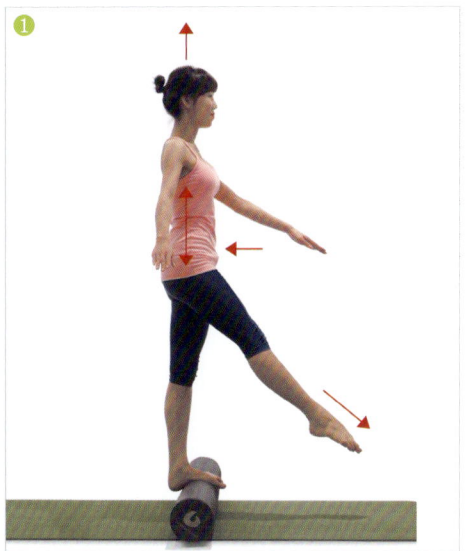

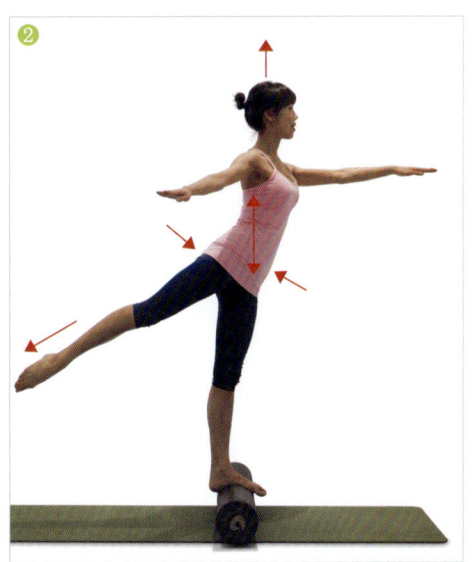

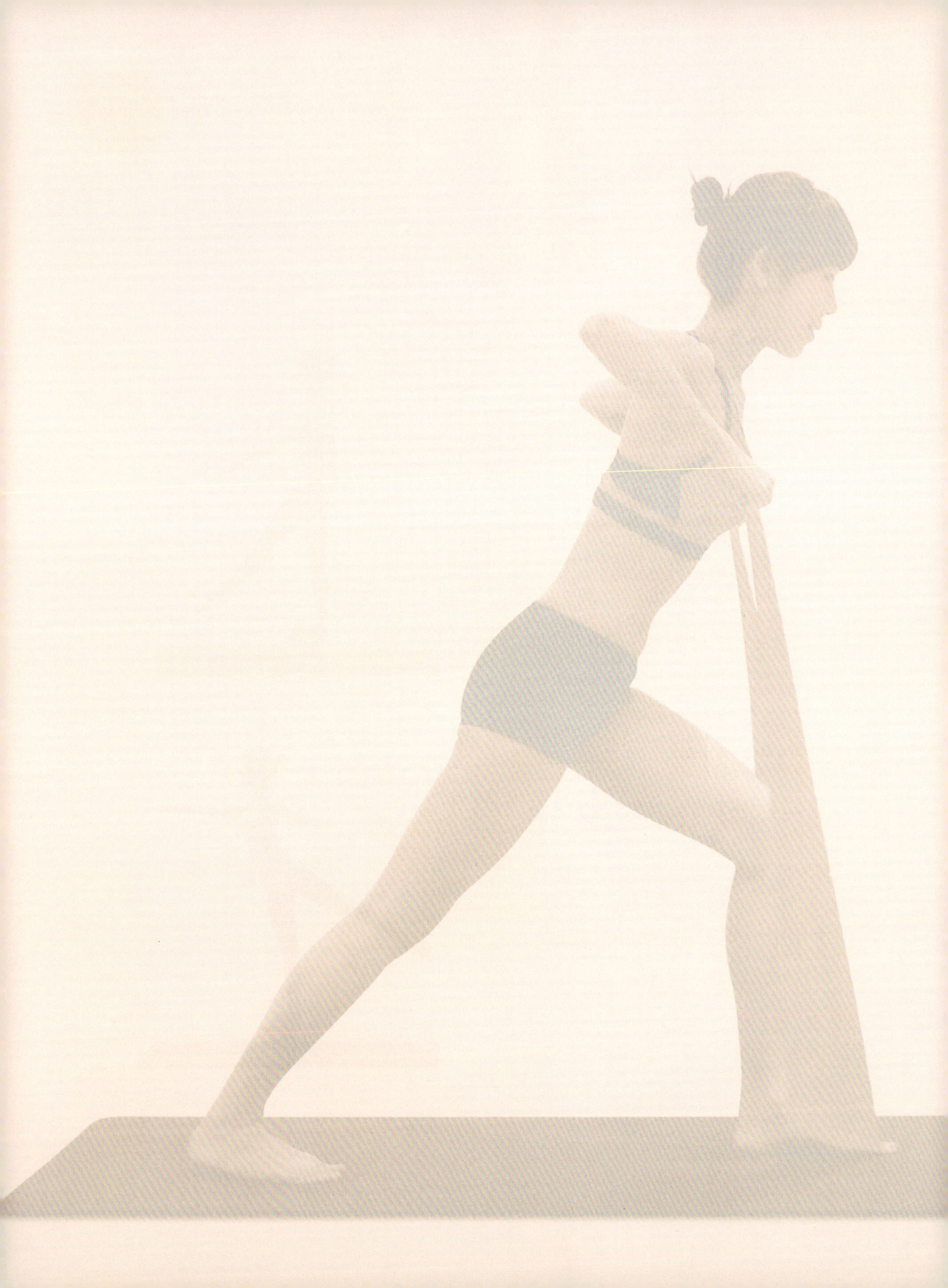

테라밴드 프로그램

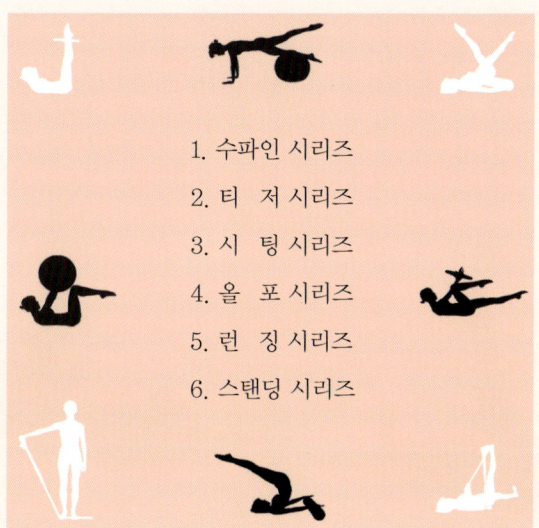

1. 수파인 시리즈

2. 티 저 시리즈

3. 시 팅 시리즈

4. 올 포 시리즈

5. 런 징 시리즈

6. 스탠딩 시리즈

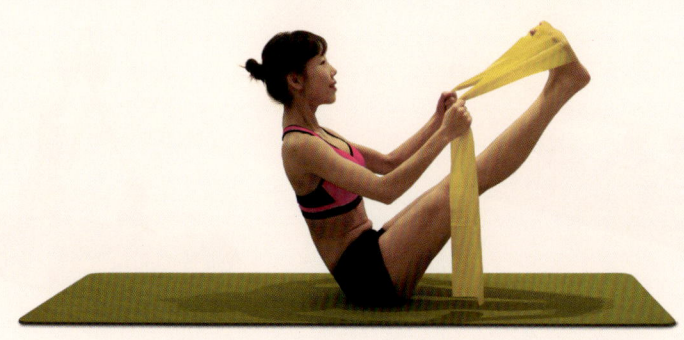

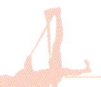

1. 수파인 시리즈

01 싱글 레그 서클(Single Leg Circles)

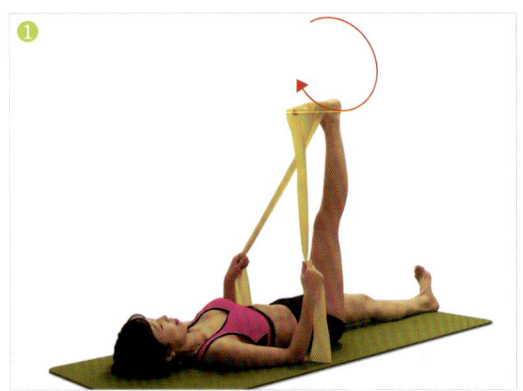

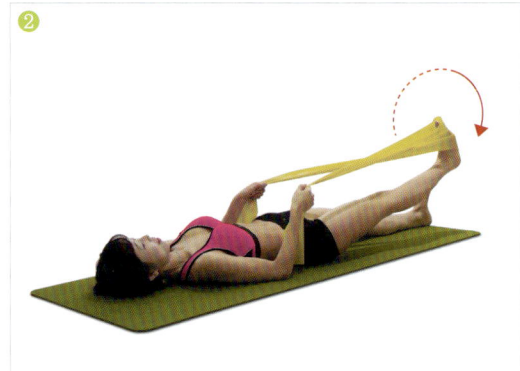

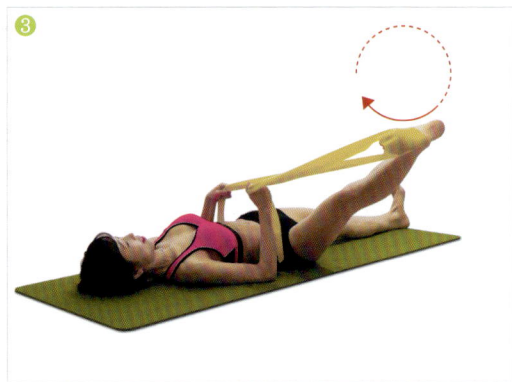

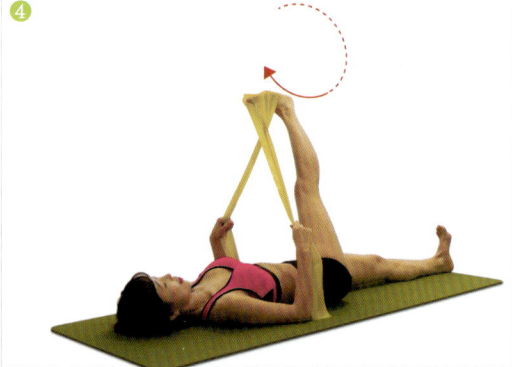

▶ 초급 / 횟수 6회

▶ 준비자세 매트에 누워 한쪽 다리는 매트에 곧게 뻗고 반대쪽 다리는 밴드를 걸어 천장 방향으로 뻗어준다. 양손으로 밴드 끝을 잡고 팔꿈치를 약간 구부려 매트에 내려놓는다.

▶ 동작순서

들숨 : 바깥쪽 방향으로 반원을 그린다.

날숨 : 안쪽 방향으로 반원을 그린다.

반대쪽 방향으로도 원을 그린다.

▶ 지도방법

• 원을 그릴 때 골반을 움직이지 않도록 주의한다.

• 햄스트링이 경직된 사람은 무릎을 구부리고 한다.

• 처음에는 원을 작게 그려보고 점점 원의 크기를 크게 그려본다.

▶ 이미지

• 천장으로 올린 다리를 닻을 내리듯 매트에 내려놓는다.

• 원을 그릴 때는 좌우 같은 크기로 원을 그린다고 생각한다.

▶ 목적

• 골반 안정성

• 코어 강화

▶ 주의사항

• 목이 이완된 상태를 유지한다.

• 복부를 사용하여 골반이 흔들리지 않도록 한다.

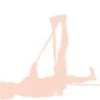

02 레그 풀(Leg Pulls)

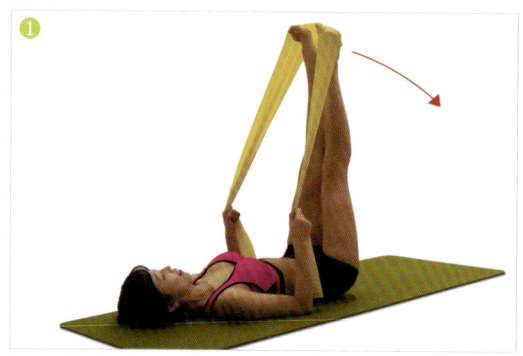 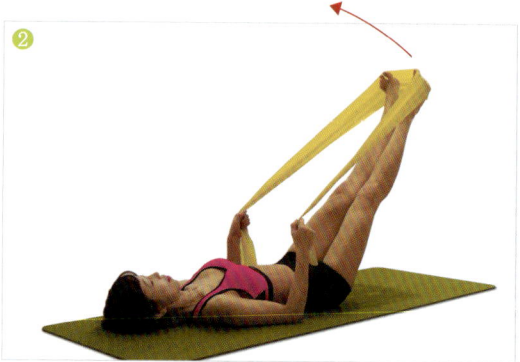

▶ **초급 / 횟수** 8회

▶ **준비자세** 천장을 보고 눕는다. 발에 밴드를 걸고 다리를 천장으로 뻗어준다. 양손으로는 밴드 끝을 잡는다.

▶ **동작순서**

들숨 : 준비한다.

날숨 : 다리를 사선 방향으로 뻗는다.

▶ **지도방법** 복부를 수축하여 등이 아치 모양으로 구부러지지 않도록 한다.

▶ **이미지** 골반에서 다리가 멀어진다고 생각한다.

▶ **목적**

• 코어 강화

• 골반 안정화

▶ **주의사항** 다리를 들어올리고 내릴 때 허리를 안정되게 한다.

03 프로그 레그(Frog legs)

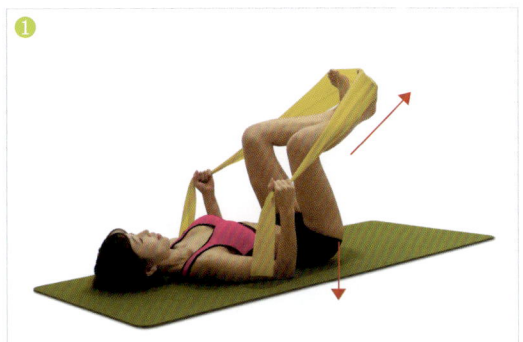 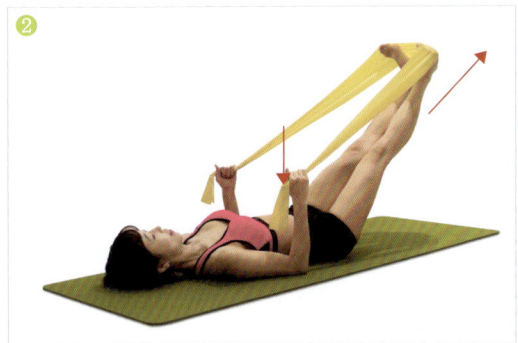

▶ **초급 / 횟수** 8회

▶ **준비자세** 천장을 보고 반듯이 눕는다. 발은 V포지션을 하고 밴드를 걸어 무릎
   을 구부린다. 양손으로는 밴드 끝을 잡는다.

▶ **동작순서**

   들숨 : 준비한다.

   날숨 : 무릎을 펴면서 다리를 사선 방향으로 뻗는다.

▶ **지도방법** 복부를 수축하여 등이 아치 모양으로 구부러지지 않도록 주의한다.

▶ **이미지** 다리를 뻗을 때 골반에서 멀어진다고 생각한다.

▶ **목적**

   • 코어 강화

   • 골반 안정화

▶ **주의사항** 요통이 있는 사람은 허리에 통증이 오지 않을 정도로만 동작을 수행
   한다.

04 돌핀(Dolphin)

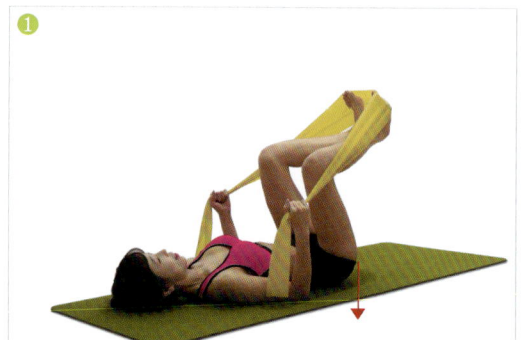

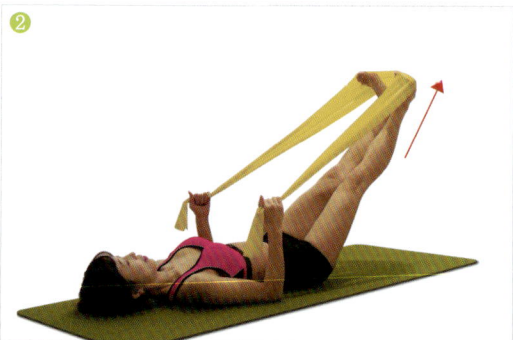

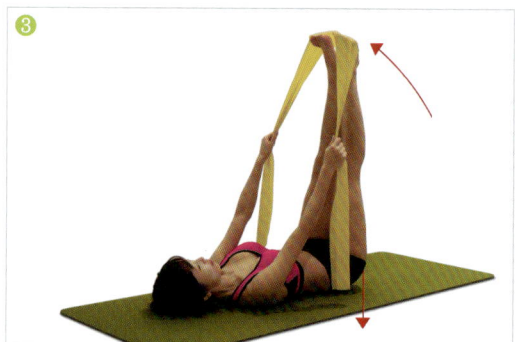

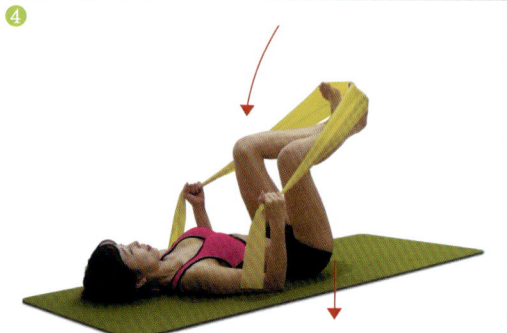

▶ **초급 / 횟수** 8회

▶ **준비자세** 천장을 보고 눕는다. 발은 V포지션을 하고 밴드를 걸어 무릎을 구부린다. 양손으로는 밴드 끝을 잡는다.

▶ **동작순서**

들숨 : 준비한다.

날숨 : 무릎을 펴면서 다리를 사선 방향으로 뻗는다.

들숨 : 다리를 천장 방향으로 들어올리고 무릎을 구부리면서 준비자세로 돌아간다.

▶ **지도방법** 복부를 수축하여 등이 아치 모양으로 구부려지지 않도록 주의한다.

▶ **이미지** 골반에서 다리가 멀어진다고 생각한다.

▶ **목적**

• 코어 강화

• 골반 안정화

▶ **주의사항** 요통이 있는 사람은 허리에 통증이 생기지 않을 정도까지만 동작을 수행한다.

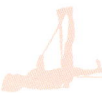

05 롱 스파인 스트레칭(Long spine stretch)

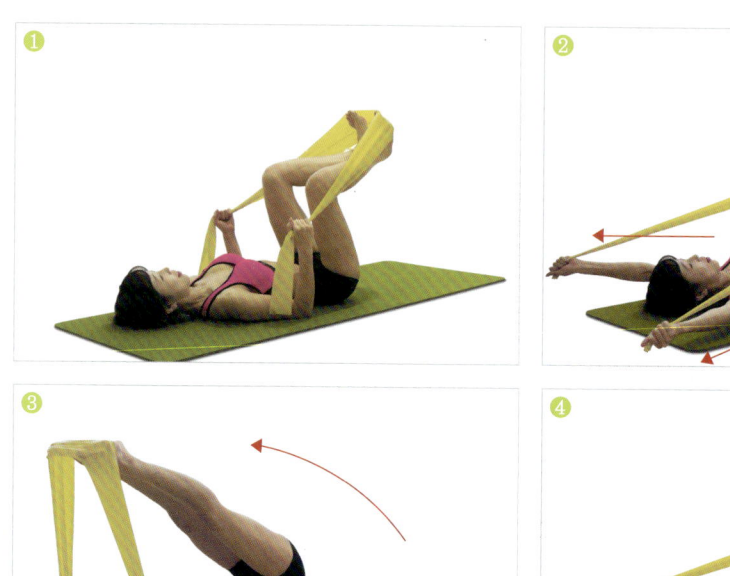

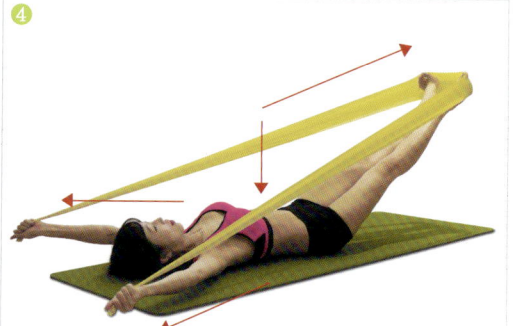

▶ 고급 / 횟수 4회

▶ 준비자세 천장을 보고 눕는다. 발은 V포지션을 하고 밴드를 걸어 무릎을 구부린다. 양손으로는 밴드 끝을 잡는다.

▶ 동작순서

들숨 : 양팔은 머리쪽 방향으로 뻗어주면서 동시에 다리를 사선 방향으로 뻗는다.

날숨 : 다리를 머리 방향으로 올려 넘기면서 몸을 J자 모양으로 만든다.

들숨 : 견갑골 사이로 균형을 잡는다.

날숨 : 복부와 둔부를 조이고 다리를 천장 방향으로 더욱 뻗어준다.

들숨 : 기다린다.

날숨 : 척추를 하나씩 매트에 내려놓는다고 생각한다.

들숨 : 다리를 사선 방향으로 뻗어내린다.

날숨 : 준비자세로 돌아간다.

▶ 지도방법 양팔을 매트에 고정을 시키고 다리로 밴드를 밀면서 보조해준다.

▶ 이미지 몸이 J자 모양이 되도록 상상한다.

▶ 목적

• 코어 강화

• 둔부, 햄스트링 강화

• 척추 스트레칭

▶ 주의사항 목까지 구르지 말고 견갑골 사이에 균형을 잡는다.

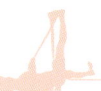

06 쓰리웨이 힙 스트레칭(3-way Hip Stretch)

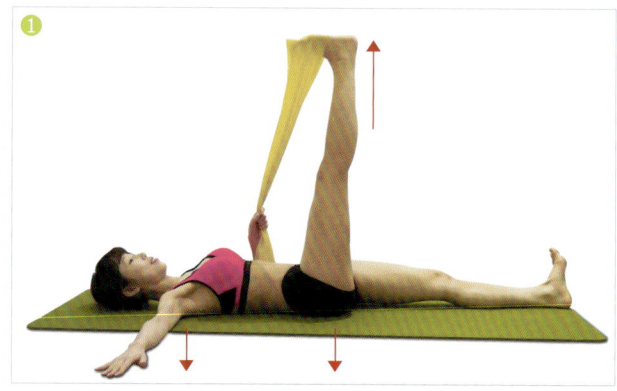

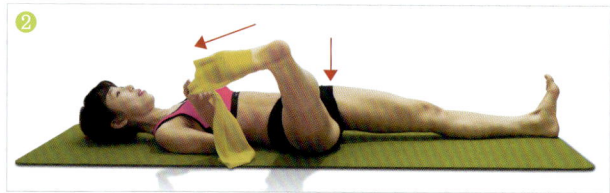

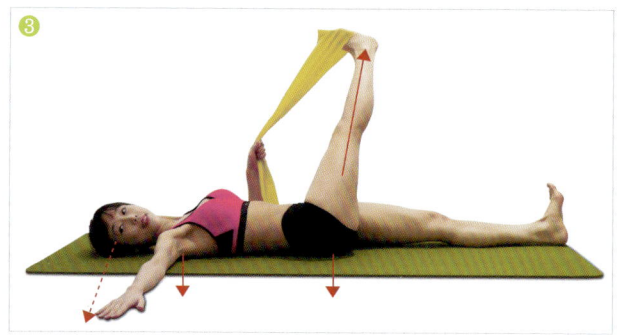

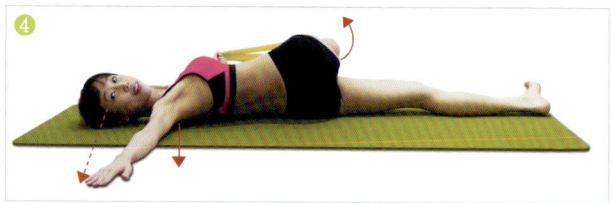

▶ 초급 / 횟수 양쪽 1회

▶ 준비자세 천장을 보고 눕는다. 한 발은 밴드에 걸어 천장으로 뻗어주고 반대손은 밴드 끝을 잡아 팔꿈치를 매트에 붙인다.

▶ 동작순서

1) 햄스트링:다리를 천장으로 뻗어 밴드를 걸고 다른 다리는 바닥에 곧게 뻗는다. 밴드를 몸쪽으로 당겨서 45초간 동작을 멈춘다.

2) 내전근:햄스트링을 쭉 편 상태에서 밴드를 건 발과 같은쪽 손으로 밴드를 잡고 옆으로 당겨서 외회전한다.

3) 외전근:내전근을 편 상태에서 밴드를 위로 당겨서 반대손으로 잡는다. 밴드를 건 발을 내회전시켜 다리가 몸 위로 천천히 교차되도록 한다.

4) 척추 비틀기:다리를 최대한 반대편으로 뻗어 꼬리뼈가 마루에서 떨어지도록 한다.

▶ 지도방법

1) 햄스트링:마루로 뻗은 다리가 햄스트링이 경직돼 있다면 무릎을 굽힌다.

2) 내전근:스트레칭을 강화하기 위해 꼬리뼈를 매트바닥으로 붙여서 민다.

3) 외전근:스트레칭을 강화하기 위해 꼬리뼈를 매트바닥으로 붙여 민다.

4) 복부가 수축되고 척추가 펴지는 것을 느끼면서 다리를 뻗는다.

▶ 이미지 언젠가는 스트레칭 될 것을 상상한다.

▶ 목적

• 햄스트링 스트레칭

• 내전근, 외전근 스트레칭

• 둔부 근육 스트레칭

▶ 주의사항

• 목과 어깨를 긴장시키지 않는다.

2. 티저 시리즈

01 다이아몬드 레그 티저(Diamond leg teaser)

▶ **중급 / 횟수** 5회

▶ **준비자세** 천장을 보고 눕는다. 발은 V포지션을 하고 밴드를 걸어 무릎을 구부린다. 양손으로는 밴드 끝을 잡는다.

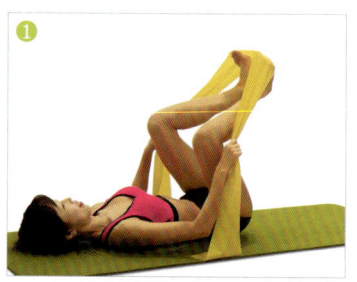

▶ **동작순서**
들숨 : 준비한다.
날숨 : 갈비뼈를 바닥으로 누르면서 머리를 들어 올리고 티저 포인트로 말아올린다. 아랫배를 수축하고 꼬리뼈 바로 뒤에서 균형을 잡는다.
들숨 : 복부를 수축하여 허리를 펴고 가슴을 들어 올려 유지시킨다.
날숨 : 척추를 하나씩 바닥에 내리면서 준비자세로 돌아간다.

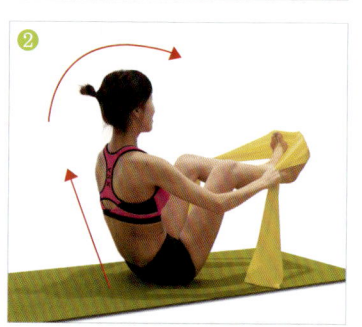

▶ **지도방법**
• 복부를 수축하여 척추를 하나씩 말아올리고, 하나씩 바닥에 내린다.
• 어깨와 귀가 멀어지도록 하고 견갑골이 등을 당겨 내리도록 한다.

▶ **이미지** 척추를 말아올렸을 때 몸이 V자가 된다고 생각한다.

▶ **목적**
• 코어 강화
• 고관절 굴근 강화
• 목굴근 강화

▶ **주의사항** 어깨에 힘이 들어가지 않도록 유의한다.

02 클래식 티저(Classic teaser)

▶ **초급 / 횟수** 6회

▶ **준비자세** 누워서 다리를 천장 방향으로 곧게 뻗어준다. 발은 V자 포지션으로 만들고 밴드를 발에 걸어 밴드 끝을 양손으로 약간 잡아당긴다.

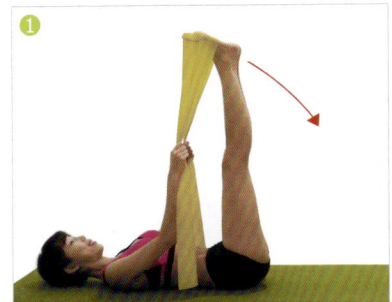

▶ **동작순서**

들숨 : 준비한다.

날숨 : 갈비뼈를 바닥으로 누르면서 머리를 들어 올리고 티저 포인트로 말아올린다. 아랫배를 수축하고 꼬리뼈 바로 뒤에서 균형을 잡는다.

들숨 : 복부를 수축하여 허리를 펴고 가슴을 들어올려 유지시킨다.

날숨 : 척추를 하나씩 바닥에 내리면서 준비자세로 돌아간다.

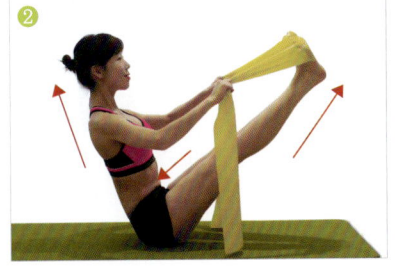

▶ **지도방법**

• 복부를 수축하여 척추를 하나씩 말아올리고, 척추를 하나씩 바닥에 내린다.

• 어깨와 귀가 멀어지도록 하고 견갑골이 등을 당겨 내리도록 한다.

▶ **이미지** 척추를 말아올렸을 때 몸이 V자가 된다고 상상한다.

▶ **목적**

• 코어 강화

• 고관절 굴근 강화

• 목굴근 강화

▶ **주의사항** 어깨에 힘이 들어가지 않도록 주의한다.

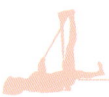

03 데드 행 티저(Dead hang teaser)

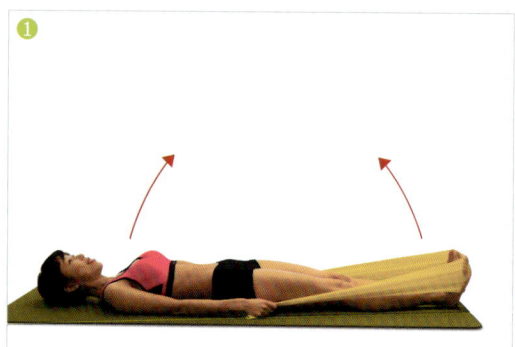

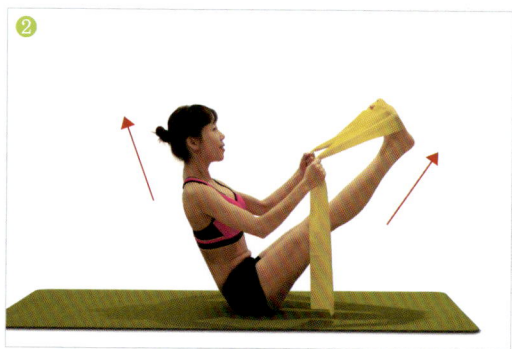

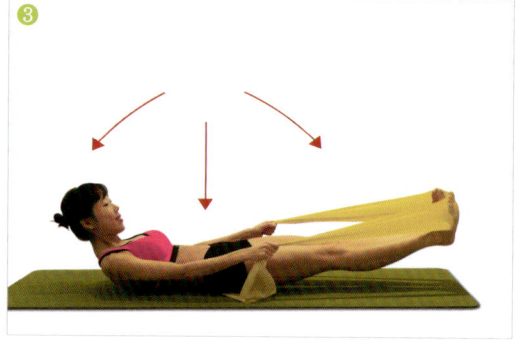

▶ 중급 / 횟수 5회

▶ 준비자세 누워서 발에 밴드를 걸고 밴드 끝을 양손으로 잡는다. 다리는 곧게 펴서 바닥에 내려놓는다.

▶ 동작순서

  들숨 : 준비한다.

  날숨 : 갈비뼈를 바닥으로 누르면서 머리를 들어올리고 티저 포인트로 말아올린다. 아랫배를 수축하고 꼬리뼈 바로 뒤에서 균형을 잡는다.

  들숨 : 복부를 수축하여 허리를 펴고 가슴을 들어올려 유지시킨다.

  날숨 : 다리와 척추를 하나씩 바닥에 내리면서 준비자세로 돌아간다.

▶ 지도방법

  • 복부를 수축하여 척추를 하나씩 말아올리고, 하나씩 바닥에 내린다.

  • 어깨와 귀가 멀어지도록 하고 견갑골을 당겨 내리도록 한다

▶ 이미지

  • 척추를 말아올렸을 때 몸이 V자가 된다고 생각한다.

  • 상체와 하체가 같은 범위만큼씩 움직인다.

▶ 목적

  • 코어 강화

  • 고관절 굴근 강화

  • 목굴근 강화

▶ 주의사항 내려올 때 허리를 매트에 평평하게 유지한다.

3. 시팅 시리즈

01 롤 다운(Roll-Down)

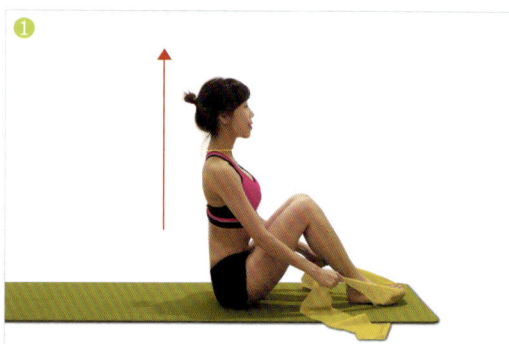

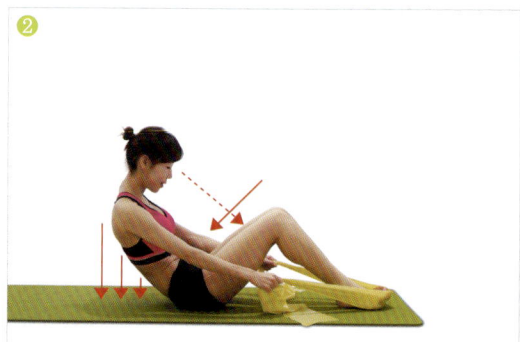

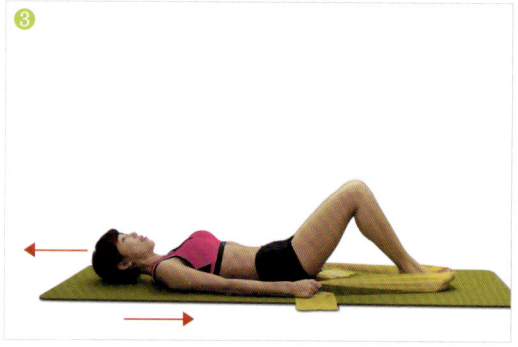

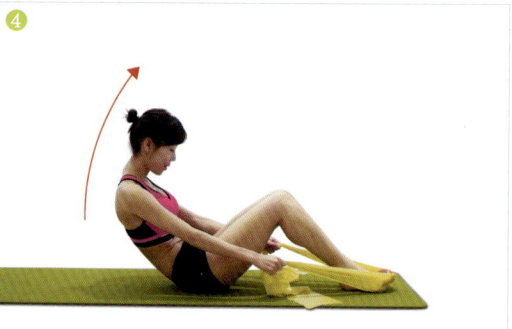

▶ **초급 / 횟수** 8회

▶ **준비자세** 무릎을 세우고 매트 위에 앉아 밴드를 발에 감고 밴드 끝을 양손으로 잡는다. 양팔의 팔꿈치는 약간 구부려 옆쪽으로 향하도록 한다.

▶ **동작순서**

들숨 : 꼬리뼈부터 머리까지 길어지면서 척추를 바로 세운다.

날숨 : 복부를 척추 방향으로 당기면서 꼬리뼈부터 머리까지 척추를 매트에 하나씩 내려놓으며 눕는다.

들숨 : 척추가 길어진다.

날숨 : 머리를 들어 올리면서 준비자세로 돌아간다.

▶ **지도방법**

• 척추를 분절하면서 움직인다.

• 팔꿈치를 구부리면서 밴드를 당기지 않도록 한다.

▶ **이미지** 척추로 바닥에 도장을 찍는다고 상상한다.

▶ **목적**

• 몸통 안정화

• 코어 강화

▶ **주의사항** 롤 다운, 롤 업할 때 목을 이완하고 등을 내린 상태로 안정되게 자세를 취한다.

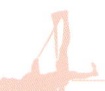
02 나선형으로 돌기(Sitting spiral)

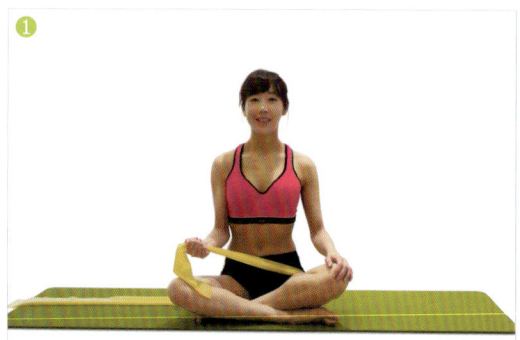

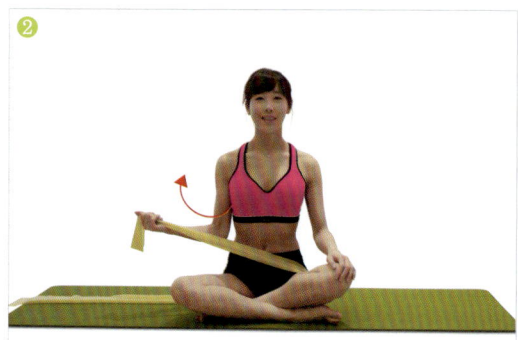

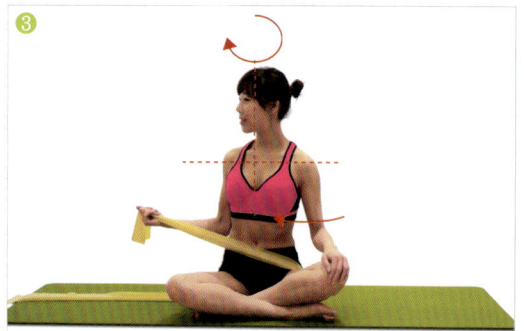

▶ **고급 / 횟수** 3회

▶ **준비자세** 밴드 중앙에 양반다리를 하고 앉는다. 밴드와 몸이 교차되도록 반대 손으로 한쪽 끝을 잡는다. 이때 손바닥은 천장쪽을 향한다.

▶ **동작순서**

들숨 : 준비한다.

날숨 : 밴드를 잡은 팔의 팔꿈치를 옆구리에 붙이고 우측으로 외회전한다. 팔의 각도를 90도로 유지한다. 척추를 우측으로 돌리며 나선형을 그린다.

들숨 : 복부를 조이면서 척추를 더 길게 늘린다.

날숨 : 준비자세로 돌아간다.

▶ **지도방법**

• 팔꿈치를 몸에 붙인다.

• 팔, 몸통, 머리 순서로 돌린다.

▶ **이미지** 지구의 중심을 향해서 나선형으로 회전시킨다고 상상한다.

▶ **목적**

• 어깨회전근개 강화(특히 극하근, 소원근)

• 척추 신전

▶ **주의사항**

• 목을 척추로부터 길게 유지한다.

• 몸통보다 팔이 먼저 움직이도록 유의한다.

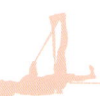

03 발과 발목 강화(Foot and ankle strengthening)

▶ **초급** / **횟수** 10회

▶ **준비자세** 앉은 자세에서 한쪽 다리는 구부리고 반대쪽 다리는 곧게 뻗어준다. 뻗은 다리의 발볼에 밴드를 걸고 그 끝을 양손으로 잡는다.

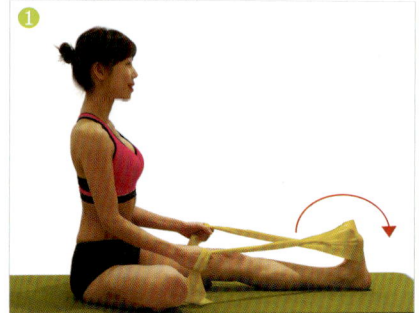

▶ **동작순서**

들숨：준비한다.

날숨：발목−발볼−발가락 순으로 천천히 밀면서 발이 다리와 일직선이 되게 한다.

들숨：발가락−발볼−발목 순으로 천천히 들면서 준비자세로 돌아간다.

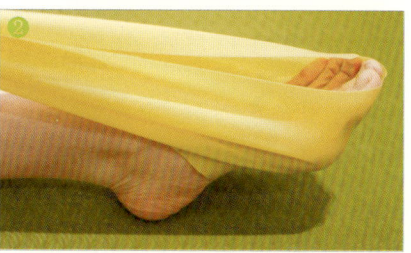

▶ **지도방법** 발목−발볼−발가락 순으로 밀어준다.

▶ **이미지** 발목과 발가락이 일직선이 유지되도록 한다.

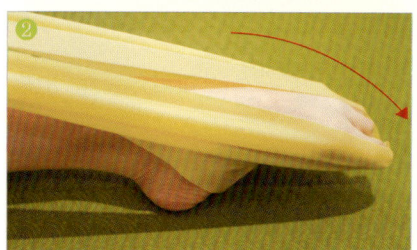

▶ **목적**

• 발, 장심, 종아리의 깊은 근육 강화

• 발목 강화

▶ **주의사항** 무릎을 과도하게 신전하여 뒤꿈치가 바닥에서 떨어지지 않도록 한다.

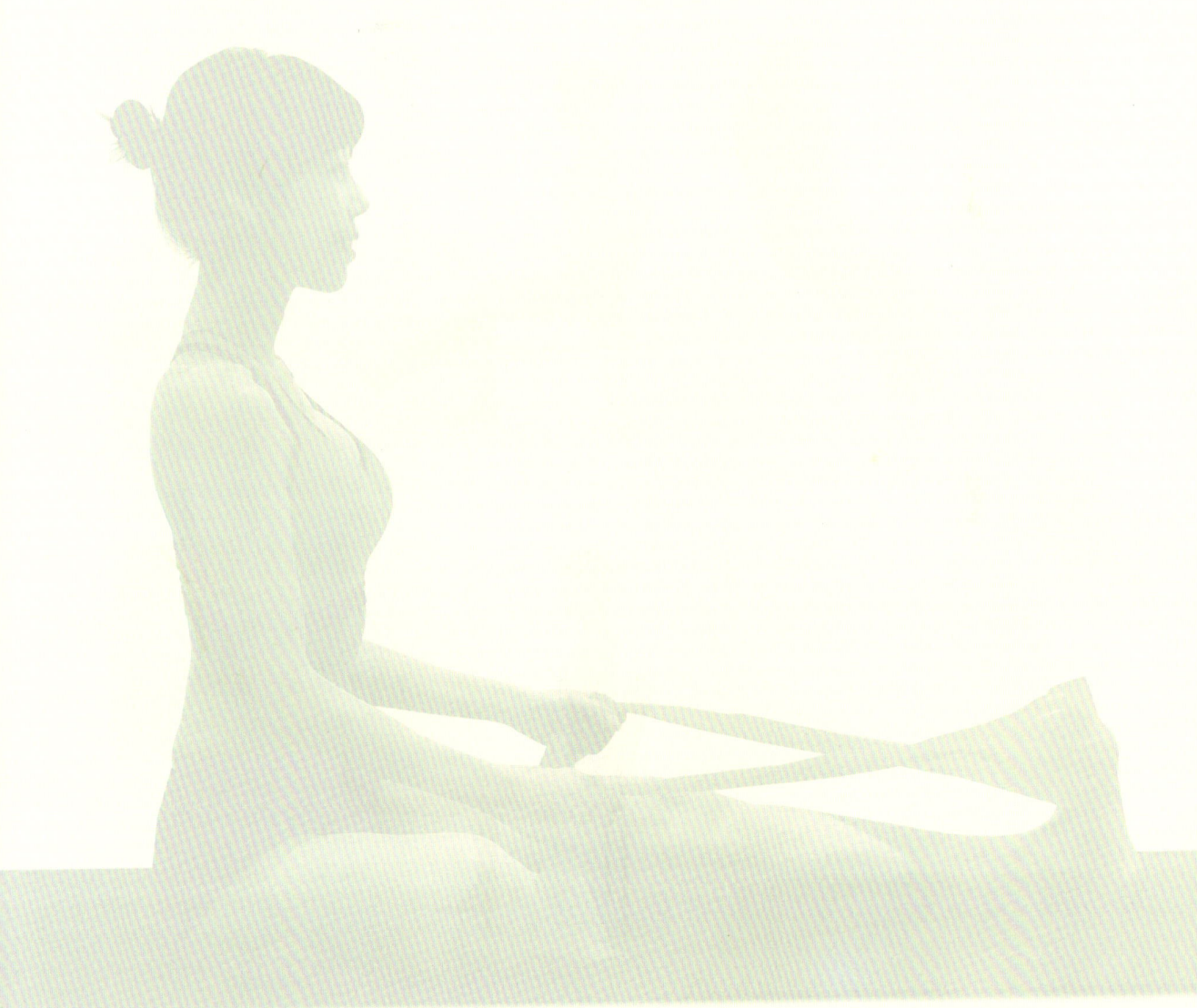

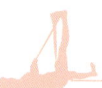
04 대퇴사두근 강화(Quads(VMO) strengthening)

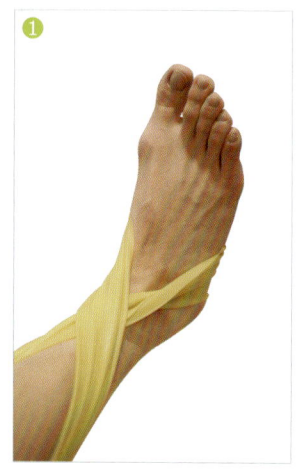

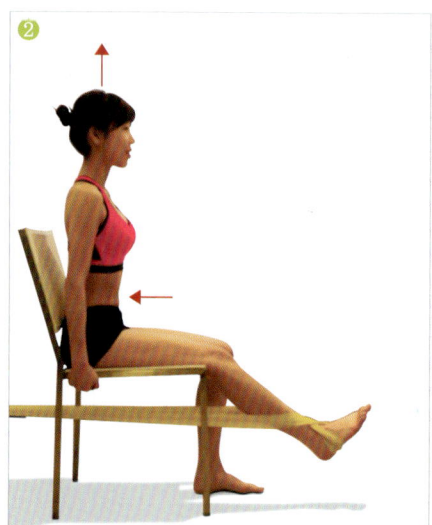

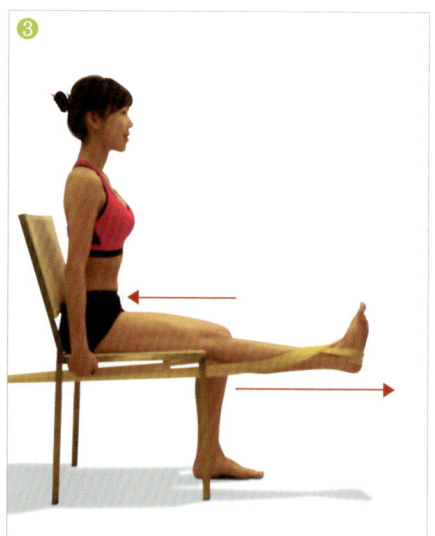

▶ **초급 / 횟수** 양쪽 10회

▶ **준비자세** 밴드를 뒤쪽 안정적인 곳에 건다. 의자에 앉아 밴드를 한쪽 발바닥에 걸고 다리를 120도 정도로 들어올린다.

▶ **동작순서**

들숨 : 준비한다.

날숨 : 무릎을 편다.

들숨 : 다시 무릎을 15~20도 정도 굽히면서 준비자세로 돌아간다.

▶ **지도방법** 무릎을 펼 때 마지막까지 VMO(vastus medialis obliques)를 자극한다.

▶ **이미지** 무릎을 펼 때 슬개골을 허벅지 안쪽으로 당긴다고 생각한다.

▶ **목적**

• 대퇴사두근 특히 VMO강화

• 슬개골 교정

• 무릎 안정성

▶ **주의사항**

• 굽힌 무릎 각도가 20도 미만이어야 한다.

• 엉덩이를 조이지 않도록 한다.

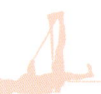

05 햄스트링 강화(Hamstring strengthening)

▶ 조급/횟수 양쪽 10회

▶ 준비자세 의자에 앉아 밴드를 앞에 있는 발목 높이의 안정적인 곳에 건다. 한쪽 발의 뒤꿈치 전체에 밴드를 걸고 의자 쪽으로 살짝 당겨 저항을 느낀다.

▶ 동작순서

들숨 : 준비한다.

날숨 : 뒤꿈치를 허벅지 밑에 오도록 당긴다.

들숨 : 준비자세로 돌아간다.

▶ 지도방법

• 엉덩이를 조이지 않는다.

• 무릎이 90도가 될 때까지 햄스트링을 움직여야 한다.

▶ 이미지 뒤꿈치를 허벅지 뒤로 당긴다고 생각한다.

▶ 목적

• 햄스트링 강화

• 손상된 무릎, ACL(전방십자인대) 손상 회복에 도움이 된다.

▶ 주의사항 무릎이 손상되었다면 가동범위를 줄인다.

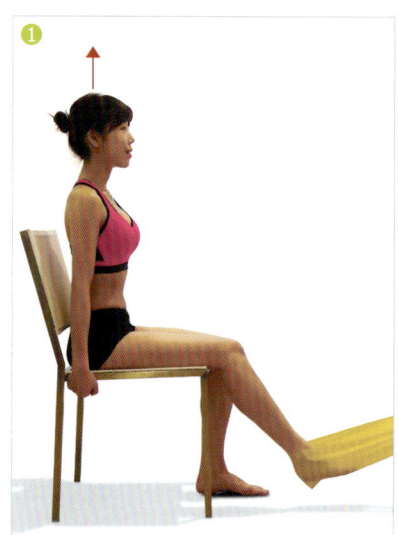

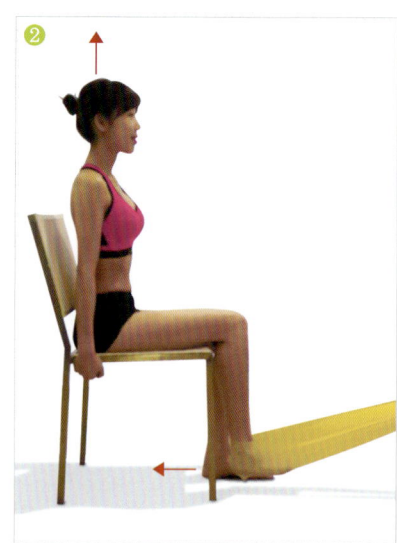

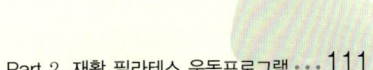

4. 올포 시리즈

01 도그 킥(Doggie kick)

▶ 초급 / 횟수 양쪽 10회

▶ 준비자세 고양이 자세를 하고 한쪽 발에 밴드를 걸고 같은쪽 손으로 밴드 끝을 잡는다.

▶ 동작순서

들숨 : 준비한다.

날숨 : 발뒤꿈치로 밴드를 밀면서 엉덩이에 힘을 준다.

들숨 : 다리를 위로 들어올렸다 내렸다 하는 동작을 10회 반복한다.

날숨 : 준비자세로 돌아간다.

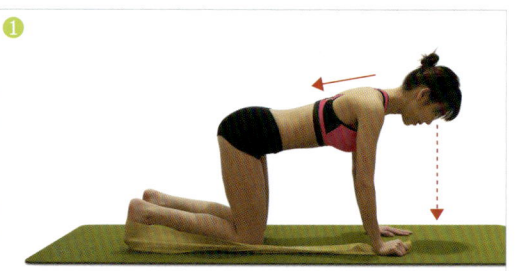

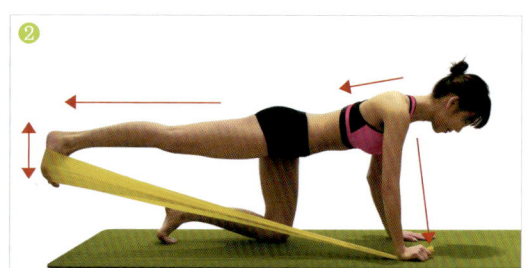

▶ 지도방법

• 어깨를 이완시켜 편하게 내린 상태를 유지한다.

• 복부를 수축상태로 유지하여 다리를 움직인다.

▶ 이미지 머리와 뒤꿈치가 서로 반대로 당긴다고 상상한다.

▶ 목적 둔부와 햄스트링 강화

▶ 주의사항 다리를 움직일 때 복부를 수축하여 몸통이 흔들리지 않도록 한다.

02 FTD 플로리스트(FTD florist)

▶ **초급 / 횟수** 양쪽 10회

▶ **준비자세** 고양이 자세를 하고 등을 둥글게 만든다. 한쪽 발을 약간 떼어놓은 후 밴드를 걸고 같은쪽 손으로는 밴드 끝을 잡는다.

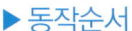
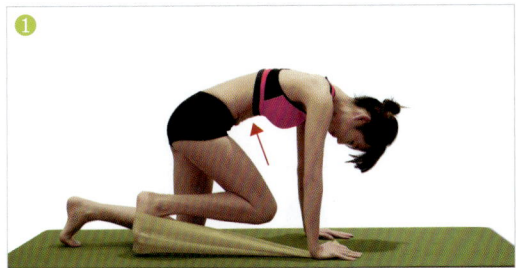

▶ **동작순서**

들숨 : 준비한다.

날숨 : 상체를 들어 올리면서 다리를 사선 위쪽으로 뻗어준다.

들숨 : 준비자세로 돌아간다.

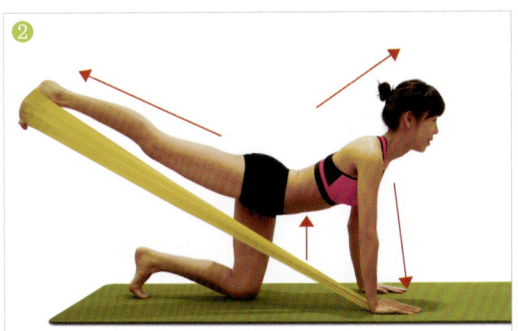

▶ **지도방법**

• 어깨를 이완시켜 편안히 늘어뜨린 상태를 유지한다.

• 복부를 수축상태로 유지하여 다리를 움직인다.

▶ **이미지** 머리와 뒤꿈치가 서로 반대로 당긴다고 생각한다.

▶ **목적** 둔부와 햄스트링 강화

▶ **주의사항** 다리를 움직일 때 복부를 수축하여 몸통이 흔들리지 않도록 유의한다.

5. 런징 시리즈

01 런징 스와카데(Lunging swackadee)

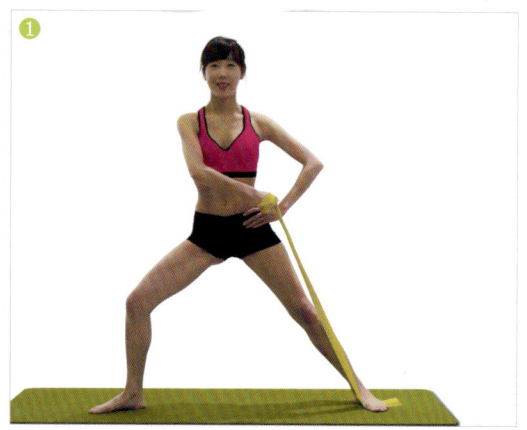

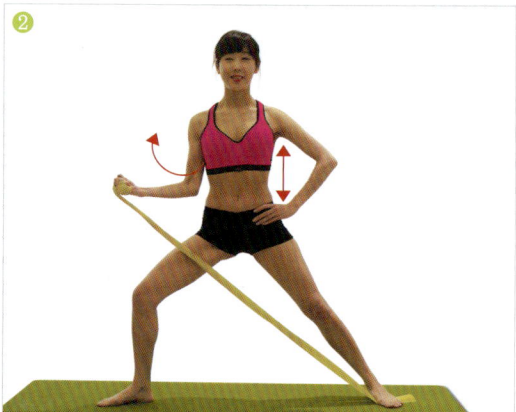

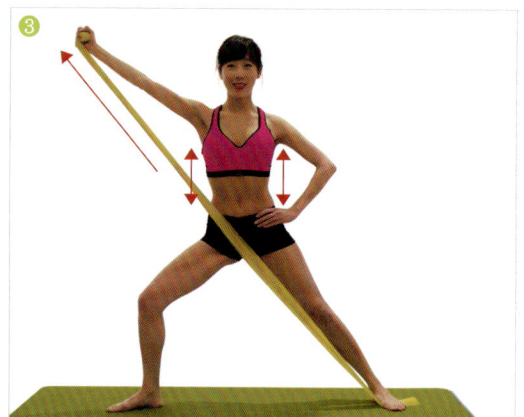

▶ **중급 / 횟수** 양쪽 8회

▶ **준비자세** 밴드 한쪽 끝을 밟고 발끝이 정면을 향한 상태에서 무릎을 곧게 편다. 반대쪽 다리는 외회전하여 사이드 런지 자세를 취하고 밴드를 밟은 다리의 반대손으로 밴드를 잡는다. 손등이 정면을 향하도록 한다.

▶ **동작순서**

들숨 : 준비한다.

날숨 : 팔꿈치를 몸에 붙이면서 외회전한다.

들숨 : 외회전한 자세를 유지한다.

날숨 : 팔꿈치를 펴면서 팔을 사선 방향으로 뻗어준다.

들숨 : 준비자세로 돌아간다.

▶ **지도방법**

• 등을 내리면서 가슴을 편다.

• 팔꿈치를 옆으로 붙인 상태로 뻗기 전에 어깨를 최대한 외회전한다.

▶ **이미지** 팔을 외회전할 때 겨드랑이 사이에 끼워둔 지폐가 떨어지지 않도록 유지한다고 상상한다.

▶ **목적**

• 어깨회전근개(특히 극하근, 소원근) 강화 및 안정

• 다리와 둔부 강화

• 견갑대 정렬

▶ **주의사항** 팔을 사선으로 뻗을 때 어깨가 올라가지 않도록 한다.

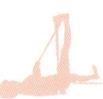
02 페인팅 자세(Painting position)

▶ **중급 / 횟수** 양쪽 8회

▶ **준비자세** 사이드 런지 자세로 서서 무릎을 굽힌 다리로 밴드를 밟고, 몸통을 같은 방향으로 측면 굴곡시킨다. 반대 손으로는 밴드 끝을 잡는다. 이때 손바닥은 천장을 향하도록 하면서 팔꿈치를 구부린다.

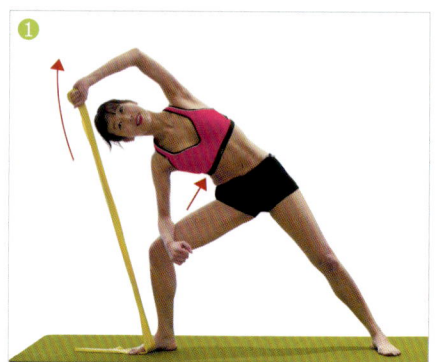

▶ **동작순서**

들숨 : 준비한다.

날숨 : 팔꿈치 위치를 유지하고 밴드를 위로 당긴다.

들숨 : 준비자세로 돌아간다.

▶ **지도방법**

• 목을 이완된 상태로 유지한다.

• 움직이는 어깨의 팔꿈치는 고정시키고 동작을 수행한다.

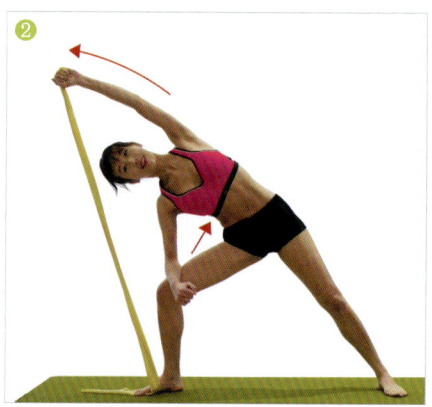

▶ **이미지** 계단 아래에서 페인트칠한다고 생각한다.

▶ **목적**

• 어깨 강화 및 스트레칭

• 다리와 둔부 강화

• 몸의 측면 스트레칭

▶ **주의사항** 굽힌 무릎은 외회전하여 2번째 발가락 위에 위치시킨다. 팔을 뻗을 때 어깨가 올라가지 않도록 주의한다.

03 삼두근 운동(Lunging triceps)

▶ **초급 / 횟수** 양다리로 10회

▶ **준비자세** 앞다리를 90도로 구부리고 밴드 가운데를 밟는다. 뒷다리는 길게 뻗어 뒤꿈치를 들고 런지 자세를 만든다. 양손으로는 밴드 끝을 잡고 팔꿈치를 몸 측면에 붙이고 90도를 유지한다.

▶ **동작순서**
들숨 : 준비한다.
날숨 : 팔을 뒤로 곧게 뻗는다.
들숨 : 준비자세로 돌아간다.

▶ **지도방법**
• 팔꿈치를 몸에 붙인다.
• 팔을 뻗을 때 팔꿈치가 떨어지지 않도록 고정시킨다.

▶ **이미지** 팔을 뻗을 때 겨드랑이 사이에 지폐가 떨어지지 않도록 유지한다고 생각해라.

▶ **목적**
• 삼두근 강화
• 대퇴사두근, 둔근, 햄스트링 강화
• 고관절 전방 굴근 스트레칭

▶ **주의사항** 굽힌 무릎은 2번째 발가락 위에 위치시킨다. 팔을 뻗을 때 어깨가 올라가지 않도록 주의한다.

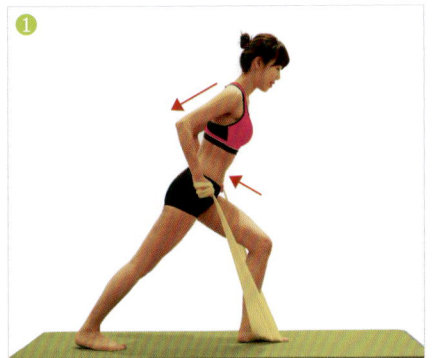

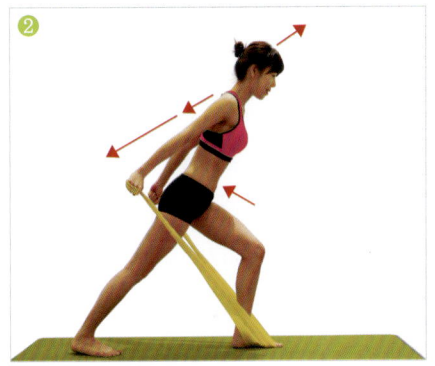

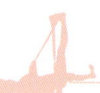

04 이두근 운동(Lunging biceps)

▶ **초급/횟수** 양다리로 10회

▶ **준비자세** 앞다리를 90도로 구부리고 밴드 가운데를 밟는다. 뒷다리는 길게 뻗어 런지 자세를 만든다. 양손으로 밴드 끝을 잡고 어깨와 일직선이 되도록 팔을 들어올린다.

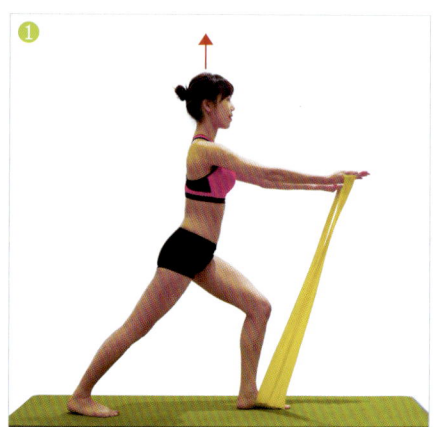

▶ **동작순서**
들숨 : 준비한다.
날숨 : 팔꿈치를 최대한 굽히면서 밴드를 어깨 방향으로 당긴다.
들숨 : 준비자세로 돌아간다.

▶ **지도방법** 팔꿈치를 고정한 상태에서 밴드를 당긴다.

▶ **이미지** 팔의 늘어진 살들이 없어진다고 생각한다.

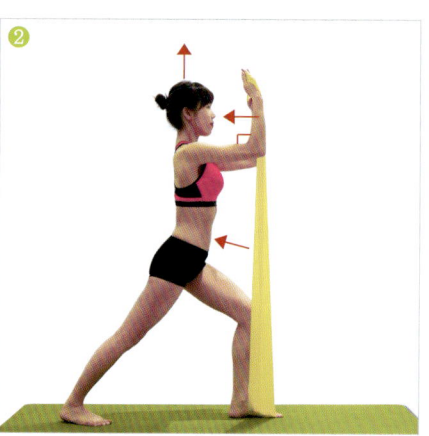

▶ **목적**
• 이두근 강화
• 대퇴사두근, 둔근, 햄스트링 강화
• 고관절 전방 굴근 스트레칭

▶ **주의사항** 굽힌 무릎은 2번째 발가락 위에 위치시킨다. 팔을 뻗을 때 어깨가 올라가지 않도록 주의한다.

05 능형근 운동(Lunging rhomboids)

▶ **초급 / 횟수** 양다리로 10회

▶ **준비자세** 앞다리를 90도로 구부리고 밴드 가운데를 밟는다. 뒷다리는 길게 뻗어 런지 자세를 만든다. 양손으로 밴드 끝이 새끼손가락 쪽으로 나오도록 잡고 팔을 아래로 편다.

▶ **동작순서**
들숨 : 준비한다.
날숨 : 팔꿈치를 벌려 당겨서 팔꿈치의 각도가 90도가 되도록 한다.
들숨 : 준비자세로 돌아간다.

▶ **지도방법** 어깨로 당기지 말고 팔꿈치로 당긴다.

▶ **이미지** 밴드를 당길 때 견갑골 사이가 붙는다고 생각한다.

▶ **목적**
  • 능형근 강화
  • 대퇴사두근, 둔근, 햄스트링 강화
  • 고관절 전방 굴근 스트레칭

▶ **주의사항** 굽힌 무릎은 2번째 발가락 위에 위치시킨다. 팔을 뻗을 때 어깨가 올라가지 않도록 주의한다.

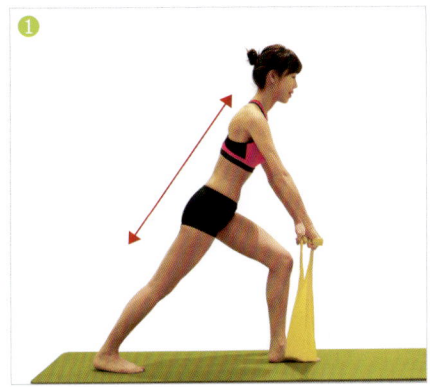

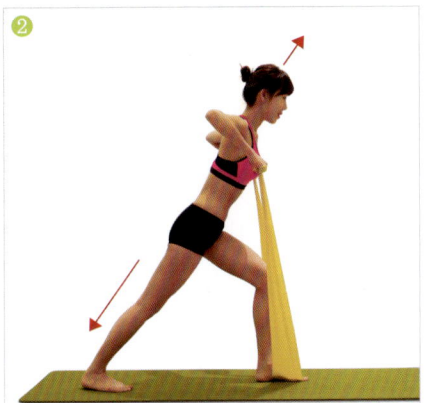

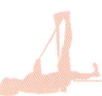

06 체스트 익스펜션(Lunging chest expansion)

▶ **초급 / 횟수** 양다리로 10회

▶ **준비자세** 앞다리를 90도로 구부리고 밴드 가운데를 밟는다. 뒷다리는 길게 뻗어 런지 자세를 만든다. 양손으로 밴드 끝을 새끼손가락 쪽으로 나오도록 잡고 팔을 아래로 편다.

▶ **동작순서**

들숨 : 준비한다.

날숨 : 팔을 뒤로 당긴다.

들숨 : 준비자세로 돌아간다.

▶ **지도방법** 팔이 몸을 약간 벗어날 때까지 당긴다.

▶ **이미지** 척추는 길어지고 팔은 반대로 길어진다고 생각하면서 당긴다.

▶ **목적**

• 등 강화

• 흉근 스트레칭

• 대퇴사두근, 둔근, 햄스트링 강화

• 고관절 전방 굴근 스트레칭

▶ **주의사항** 굽힌 무릎은 2번째 발가락 위에 위치시킨다. 팔을 뻗을 때 어깨가 올라가지 않도록 주의한다.

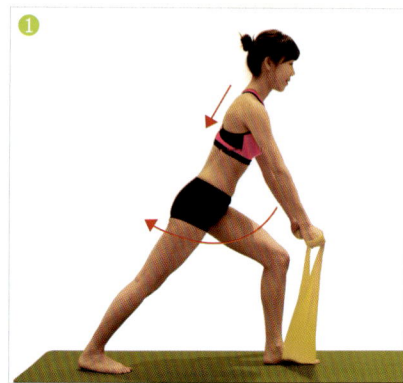

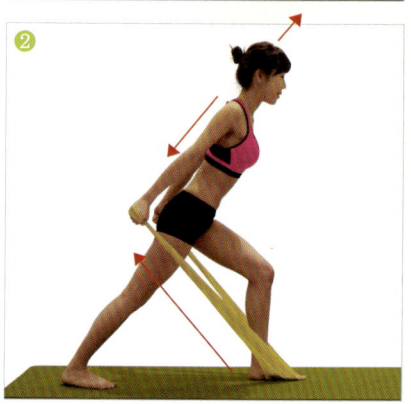

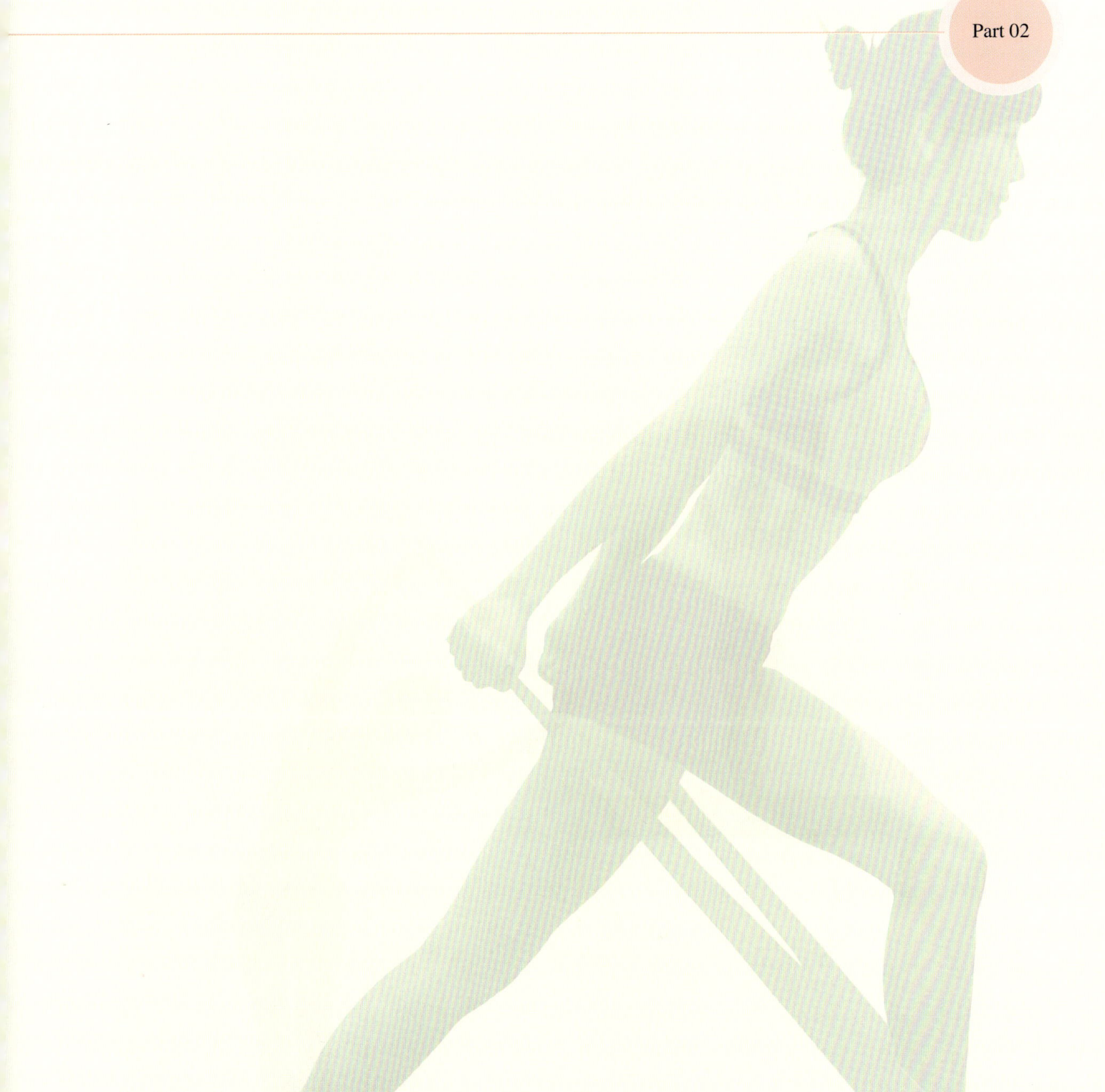

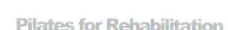

6. 스탠딩 시리즈

01 하프 문(Half moon)

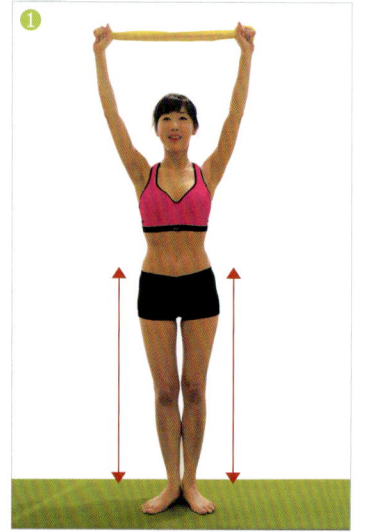

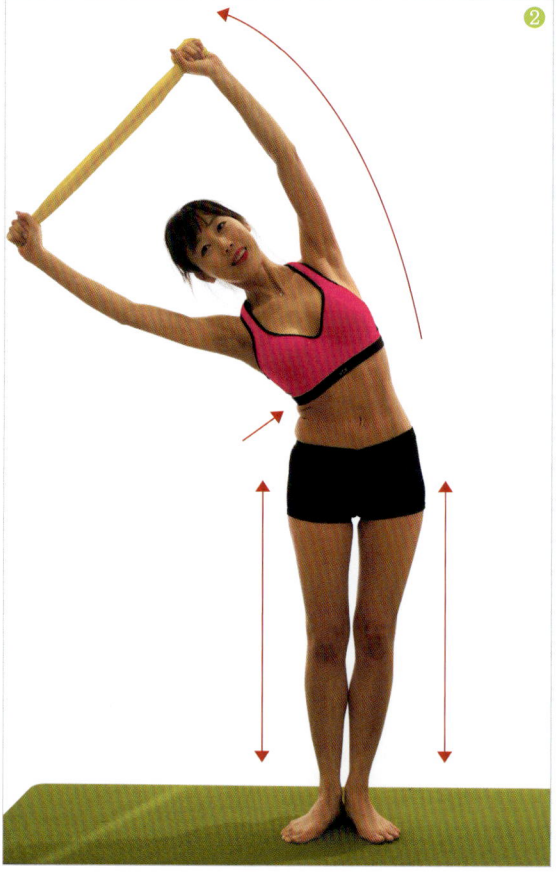

▶ **초급 / 횟수** 교대로 4회

▶ **준비자세** 발을 V자 포지션으로 하고 선다. 양손은 밴드 끝을 잡고 어깨 너비로 벌려 머리 위로 뻗는다.

▶ **동작순서**

들숨 : 준비한다.

날숨 : 복부를 수축하여 척추를 길게 늘이면서 몸을 측면으로 굽혀 활 모양을 만든다.

들숨과 날숨 : 자세를 유지한다.

들숨 : 준비자세로 돌아간다.

날숨 : 반대 방향으로 움직인다.

▶ **지도방법**

• 복부와 둔부에 힘을 주어 다리의 안정성을 유지한다.

• 등을 아래로 내리면서 목에서 어깨가 멀어지도록 한다.

▶ **이미지**

• 이중창에 끼여 있다고 생각하면서 옆으로만 움직인다.

• 몸이 반달 모양이 된다고 생각한다.

▶ **목적** 몸의 측면 강화(복사근, 요방형근, 광배근)

▶ **주의사항**

• 한쪽 측면으로 내려갈 때 골반이 반대 방향으로 밀리지 않도록 유의한다.

• 상체가 앞뒤로 움직이지 않도록 한다.

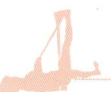

02 스탠딩 엔젤(Standing angel)

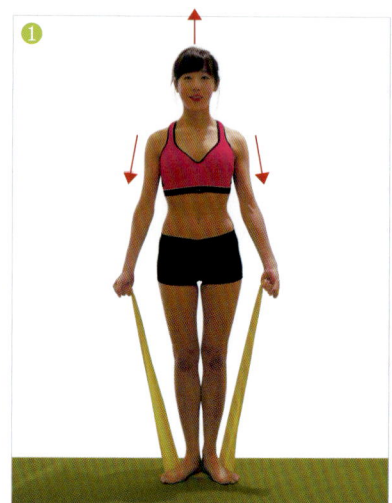

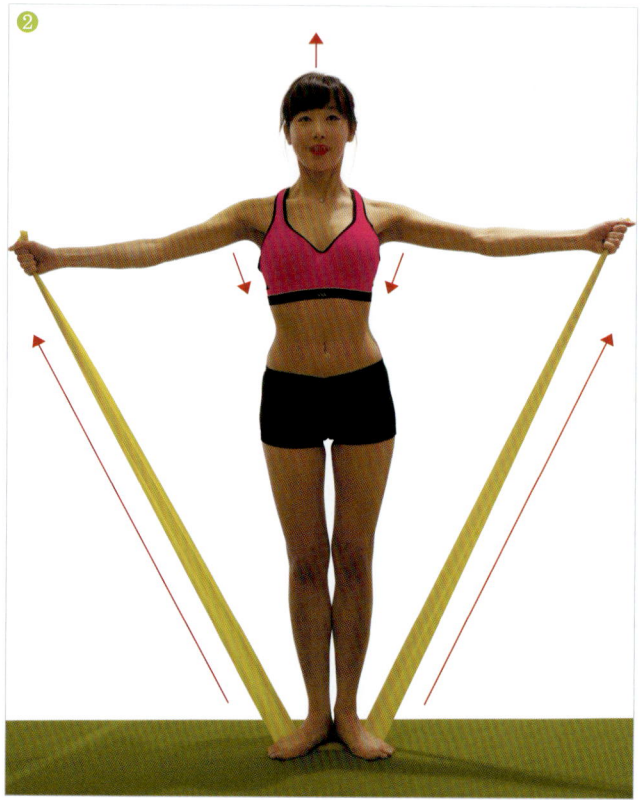

▶ **중급 / 횟수** 10회

▶ **준비자세** 발을 V자 포지션으로 하고 밴드 가운데를 밟고 선다. 양손은 엄지손가락이 위쪽 방향으로 향하게 하여 밴드 끝을 잡는다.

▶ **동작순서**

들숨 : 준비한다.

날숨 : 등을 내리면서 밴드를 옆으로 당기면서 T자를 만들고 더 위로 들어 올린다.

들숨 : 준비자세로 돌아간다.

▶ **지도방법** 밴드를 당길 때 등을 아래로 내리면서 귀에서 어깨가 멀어지도록 한다.

▶ **이미지**

- 이중창에 끼여 있다고 생각하면서 옆으로만 움직인다.
- T자를 만든다고 생각한다.

▶ **목적**

- 극상근 강화
- 견갑골의 유동성 증가

▶ **주의사항**

- 어깨가 약한 사람은 T자 정도만 당기고, 어깨를 귀에서 멀어지는 동작을 유지할 수 있으면 더 들어올려도 된다.
- 어깨 부상이 있는 사람은 가동범위를 줄인다.

변형동작

▶ **준비자세** 발을 V자 포지션으로 하고 밴드 가운데를 밟고 선다. 양손은 엄지가 아래 방향으로 향하게 하고 밴드 끝은 새끼손가락 방향으로 향하도록 잡는다.

▶ **동작순서**

들숨 : 준비한다.

날숨 : 등을 내리면서 밴드를 옆으로 당긴다. 팔을 90도 이하로 유지한다.

들숨 : 준비자세로 돌아간다.

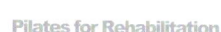

03 쓰리웨이 팩 스트레칭(3-way pec stretch)

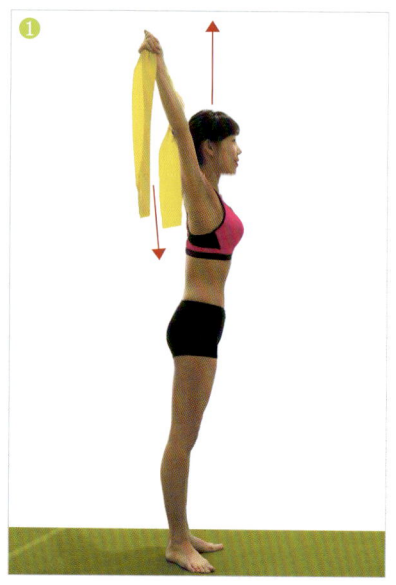

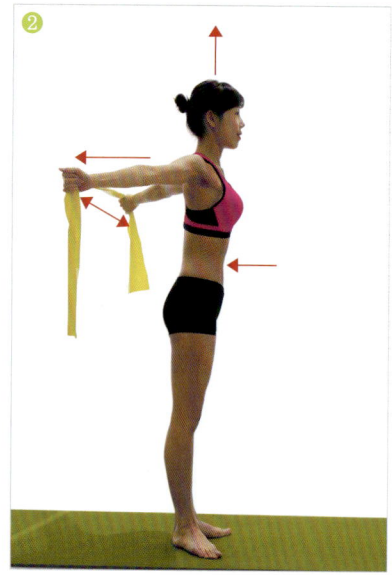

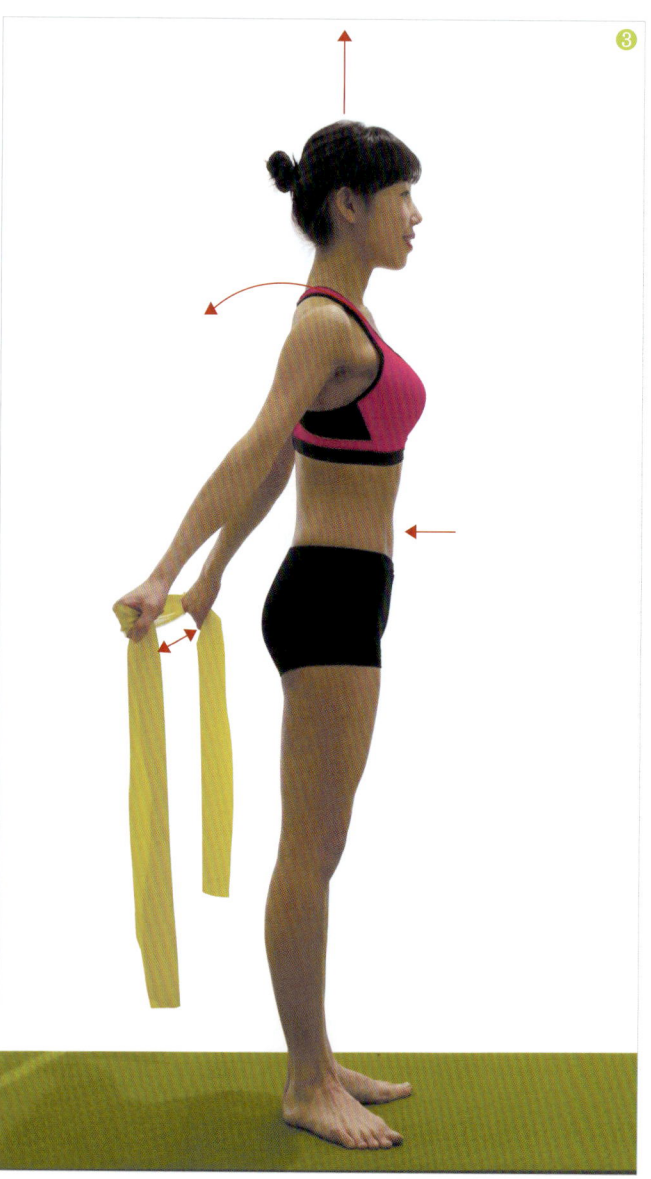

▶ **초급 / 횟수** 1회

▶ **준비자세** 발을 V자 포지션으로 하고 선다. 양손은 밴드 끝을 잡고 어깨 너비로 벌려 팔을 뒤쪽 사선 위로 뻗는다. 이때 손등과 팔꿈치는 서로 마주본다.

▶ **동작순서**

들숨 : 밴드를 옆으로 살짝 당긴다.

날숨 : 밴드가 수축함에 따라 팔이 서로 가까워진다.

들숨 : 팔이 어깨와 일직선이 되도록 내린다.

날숨 : 밴드가 수축함에 따라 팔이 서로 가까워진다.

들숨 : 팔을 내회전하여 팔꿈치가 바깥쪽을 향하도록 만들면서 사선 아래로 내린다.

날숨 : 밴드가 수축함에 따라 팔이 서로 가까워진다.

▶ **지도방법**

• 어깨가 올라가지 않도록 가슴을 편다.

• 밴드가 수축할 때 견갑골이 함께 조인다고 생각한다.

▶ **이미지**

• 팔을 움직일 때 척추가 계속 길어진다고 생각한다.

• 가슴을 헤드라이트라고 상상하고 앞으로 비춘다고 생각한다.

▶ **목적**

• 흉근 스트레칭

• 등 상부근육 활성화

▶ **주의사항**

• 숨을 깊이 들이쉬고 늑간 공간을 확장한다.

• 어깨가 경직된 사람은 밴드를 넓게 잡는다.

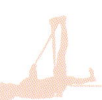

04 회전근 운동(Rotator strengthening) - Ⅰ

▶ **초급** / **횟수** 10회

▶ **준비자세** 발가락이 정면을 향하도록 선다. 팔꿈치를 몸에 붙이고 손등이 아래로 향하도록 밴드를 잡는다.

▶ **동작순서**

들숨 : 밴드를 옆으로 살짝 당긴다.

날숨 : 팔꿈치를 몸에 붙인 상태에서 밴드를 옆으로 당긴다.

들숨 : 준비자세로 돌아간다.

▶ **지도방법**

• 어깨가 올라가지 않도록 가슴을 편다.

• 밴드를 당길 때 팔꿈치가 뒤로 빠지지 않도록 한다.

▶ **이미지** 상완골을 외회전한다고 생각한다.

▶ **목적**

• 회전근개 강화 및 안정화

• 흉근 스트레칭

• 등 상부근육 강화

▶ **주의사항**

• 목은 길고 이완된 상태를 유지한다.

• 손목을 사용하지 않도록 한다.

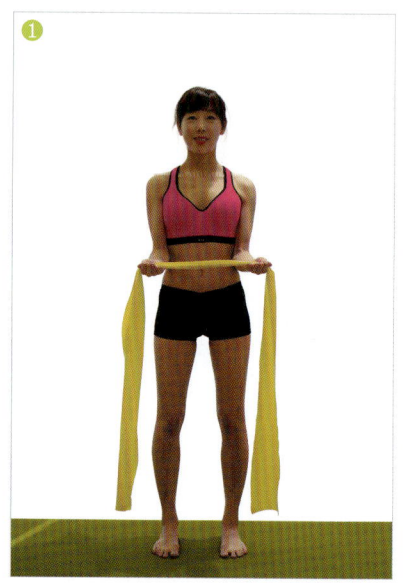

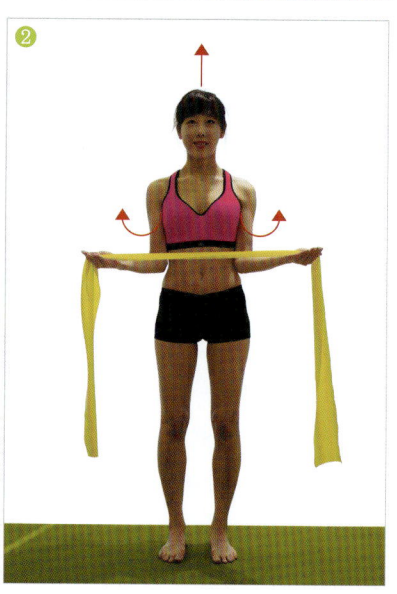

05 회전근 운동(Rotator strengthening)−Ⅱ

▶ **초급 / 횟수** 10회

▶ **준비자세** 밴드를 안정적인 곳에 어깨 높이로 걸고 팔을 펴서 그 끝을 잡는다.

▶ **동작순서**

들숨:밴드를 옆으로 살짝 당긴다.

날숨:팔꿈치를 구부리면서 뒤쪽으로 당긴다.

들숨:준비자세로 돌아간다.

▶ **지도방법**

• 어깨가 올라가지 않도록 가슴을 편다.

• 밴드를 당길 때 어깨를 등 높이로 유지한다.

• 등근육이 움직이는 것을 느낀다.

▶ **이미지** 견갑골이 서로 가까워진다고 생각한다.

▶ **목적**

• 회전근개 강화 및 안정화

• 흉근 스트레칭

• 등 상부근육 강화

▶ **주의사항**

• 어깨 부상이 있는 사람은 가동범위를 줄인다.

• 손목을 사용하지 않도록 한다.

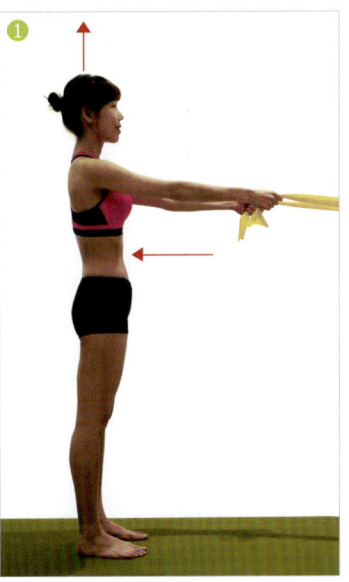

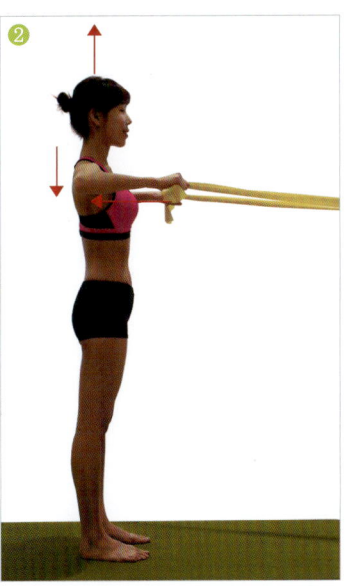

06 극상근 운동(Supraspinatus strengthening)-Ⅲ

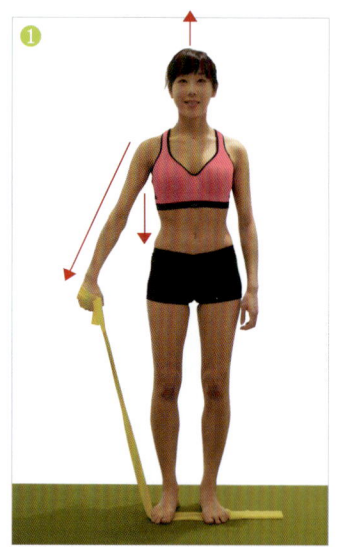

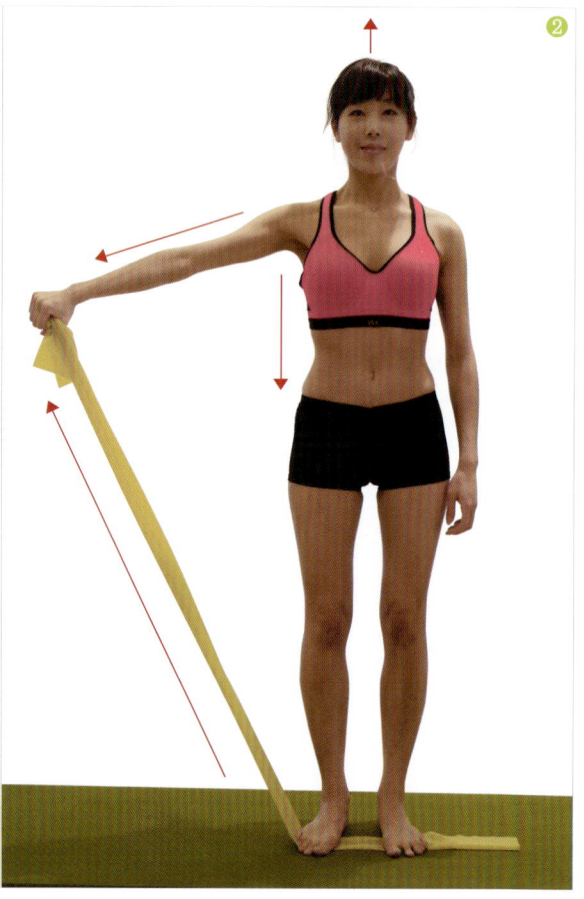

▶ **초급 / 횟수** 10회

▶ **준비자세** 등을 벽쪽으로 붙이고 선다. 밴드 가운데를 발로 밟고 한 팔을 아래로 펴고 내회전하여 엄지를 아래로 향하도록 밴드를 잡는다.

▶ **동작순서**

들숨 : 밴드를 옆으로 살짝 당긴다.

날숨 : 어깨로 등을 아래로 내리면서 밴드를 옆, 약간 정면으로 들어올린다. 팔을 90도 이상 들지 않는다.

들숨 : 자세를 유지한다.

날숨 : 준비자세로 돌아간다.

▶ **지도방법** 어깨의 동작 범위를 작게 유지한다.(극상근은 외전된 처음 15~20도 내에서만 움직인다.)

▶ **이미지** 어깨가 귀에서 멀어진다고 생각하면서 밴드를 당긴다.

▶ **목적** 회전근개 강화(극상근 강화) 및 안정성

▶ **주의사항**

• 손목을 사용하지 않는다.

• 어깨 부상이 있는 사람은 가동범위를 줄인다.

변형동작

▶ **준비자세** 등을 벽쪽으로 붙이고 선다. 밴드 가운데를 발로 밟고 한 팔을 아래로 펴고 외회전하여 엄지가 위로 향하도록 밴드를 잡는다.

▶ **동작순서**

들숨 : 준비한다.

날숨 : 어깨로 등을 아래로 내리면서 밴드를 옆, 약간 정면으로 들어올린다. 팔을 90도 이상 들지 않는다.

빠르게 30회 반복한다.

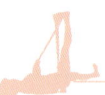

07 체스트 익스펜션(Chest expansion)

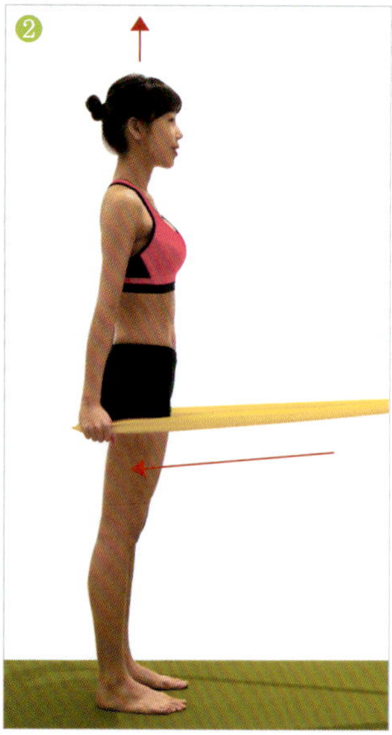

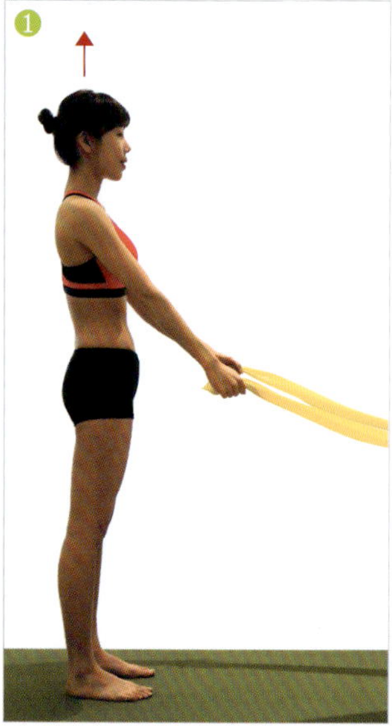

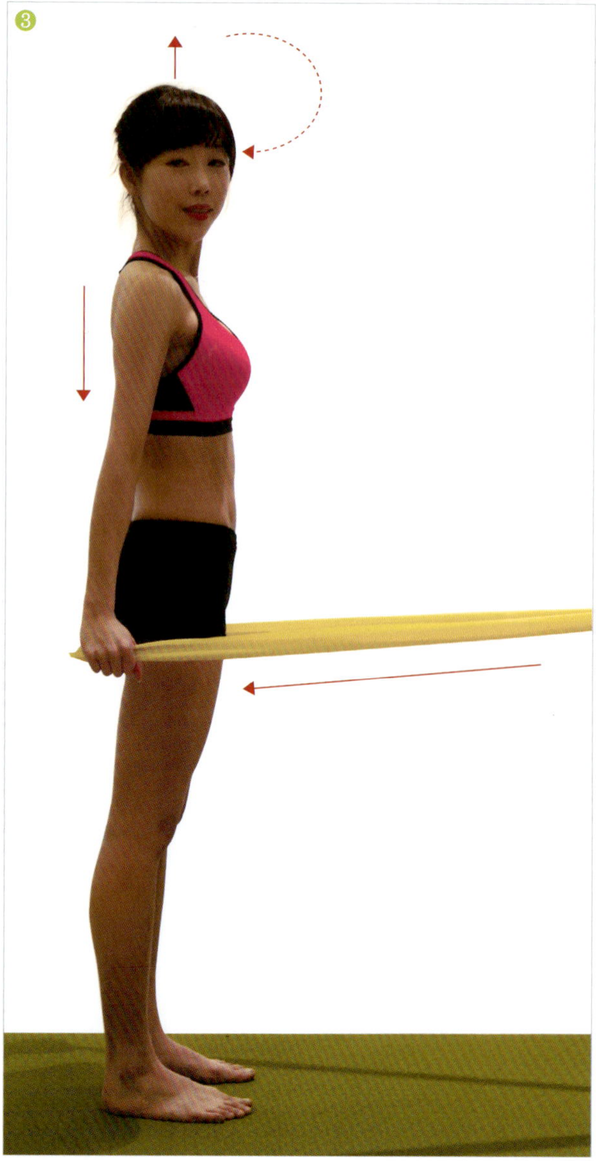

▶ **초급 / 횟수** 10회

▶ **준비자세** 밴드를 안정적인 곳에 걸고 밴드 끝을 잡는다. 이때 팔은 45도 정도 앞으로 편다.

▶ **동작순서**

들숨 : 준비한다.

날숨 : 밴드를 뒤로 당긴다.

들숨 : 목을 길게 늘여서 우측을 본다.

날숨 : 좌측을 본다.

들숨 : 준비자세로 돌아간다.

▶ **지도방법**

• 어깨 부상이 있는 사람은 가동범위를 줄인다.

• 고개를 옆으로 움직일 때 반대쪽 어깨가 움직이지 않도록 한다.

▶ **이미지**

• 척추는 위로 길어지고 반대로 팔은 아래로 길어진다고 생각하면서 당긴다.

• 귀에서 어깨가 멀어진다고 생각한다.

▶ **목적**

• 어깨(광배근, 능형근, 승모근중부, 극하근, 소원근) 강화 및 안정성

• 둥근 어깨 교정

▶ **주의사항**

• 목을 이완된 상태로 유지한다.

• 손목으로 당기지 않는다.

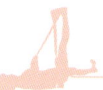
08 내전근 운동(Adductor strengthening)

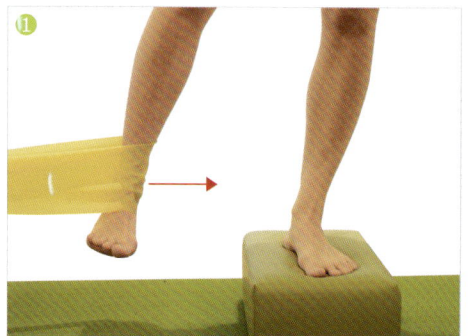

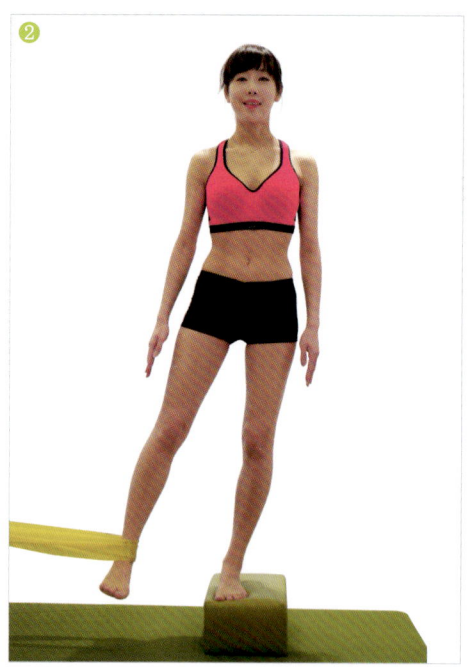

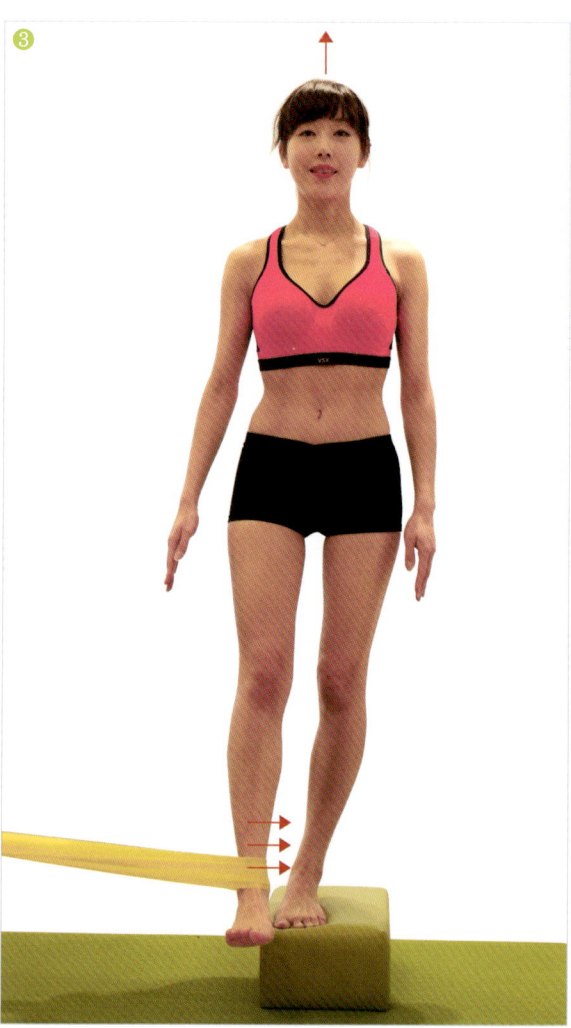

▶ **초급 / 횟수** 양쪽 10회

▶ **준비자세** 받침대 위에 올라서서 밴드를 발목 높이의 안정적인 곳에 건다. 안쪽 다리의 발목에 밴드를 걸어 중심선에서 45도 각도를 유지한다.

▶ **동작순서**

들숨 : 준비한다.

날숨 : 밴드를 건 다리로 중심선을 지나 교차될 때까지 당긴다.

들숨 : 준비자세로 돌아간다.

▶ **지도방법** 지탱하는 다리가 허벅지 안쪽으로 버티며 선다.

▶ **이미지** 뒤꿈치를 통해서 당긴다고 생각한다.

▶ **목적**

• 내전근 강화

• 지탱하는 발의 안정성 강화

▶ **주의사항**

• 서 있는 다리의 골반이 옆으로 빠지지 않도록 중둔근과 내전근을 사용해서 지탱한다.

• 밴드를 당기는 다리의 무릎이 약하면 가동범위를 줄인다.

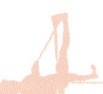
09 외전근 운동(Abductor strengthening)

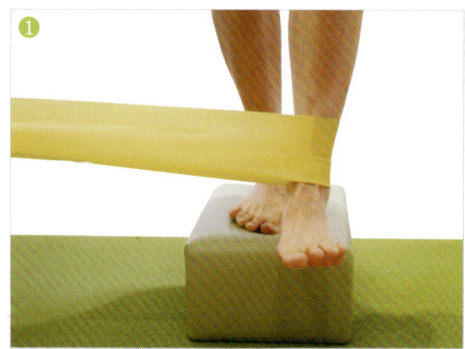

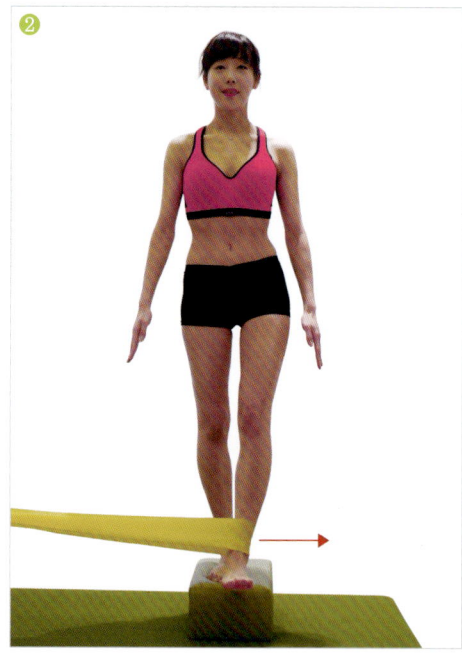

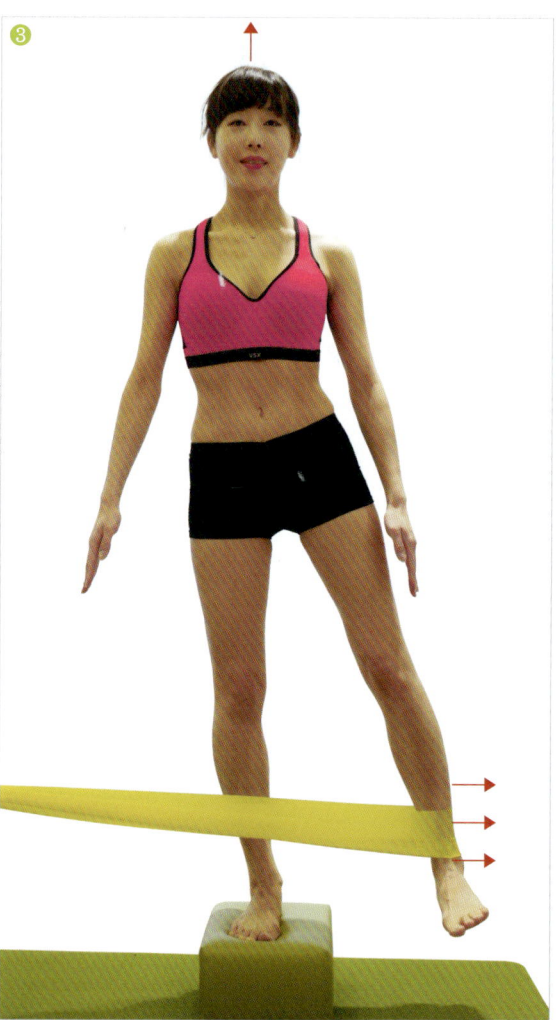

▶ **초급 / 횟수** 양쪽 10회

▶ **준비자세** 받침대 위에 올라서서 밴드를 발목 높이의 안정적인 곳에 건다. 바깥쪽 발목에 밴드를 걸어 서 있는 다리보다 약간 앞에 둔다.

▶ **동작순서**

    들숨 : 준비한다.

    날숨 : 중심선에서 옆으로 45도 정도 밀어준다.

    들숨 : 준비자세로 돌아간다.

▶ **지도방법** 지탱하는 다리가 허벅지 안쪽으로 버티면서 선다.

▶ **이미지** 뒤꿈치를 통해서 늘린다고 생각한다.

▶ **목적**

- 외전근 강화
- 움직이는 다리의 중둔근과 대퇴근막장근 강화
- 손상된 무릎회복에 도움

▶ **주의사항**

- 서 있는 다리의 골반이 옆으로 빠지지 않도록 중둔근과 내전근을 사용해서 지탱한다.
- 밴드를 당기는 다리의 무릎이 약하면 가동범위를 줄인다.

에필로그

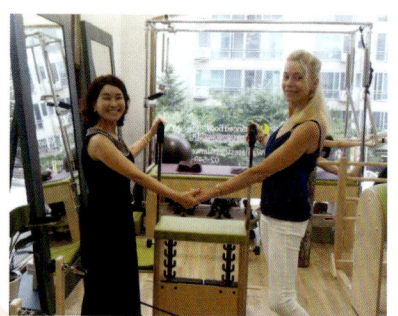

▶ 엘리자베스 라크햄과 함께

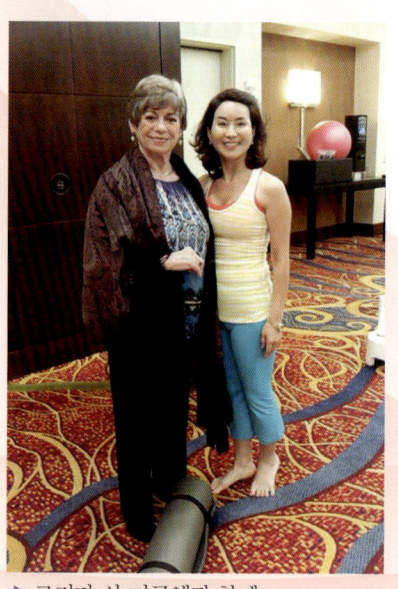

▶ 로리타 산 미구엘과 함께

나는 2004년도에 로마나와 케시 그랜트의 수제자인 엘리 허먼에게서 필라테스를 사사한 후 엘리 허먼 한국 대표로서 필라테스 교육을 보급하는 지도 벌써 십 년이 다 되어간다.

지난 2007년 홍콩과 미국을 오가면서, 미국 밸런스드 바디 교육을 이수하였고, 2010년부터는 한국대표로서 필라테스의 대중화를 위해 전면에 나섰던 것이 어제 일 만 같다. 필라테스 대중화를 위해 앞만 보고 살아온 내가 이제 전환점에 선 것을 느끼게 되는 것은 대학에서 후학 을 양성하는 새로운 길에 진입했기 때문이다.

영국 유학 도중에 운명처럼 만난 필라테스는 이제 내 삶의 일부가 되었다. 그런 만큼, 이제 필라테스 없는 인 생이란 상상조차 할 수가 없다. 필라테스 창시자 '조셉 필라테스'가 세상을 변화시키고 싶어 했던 것처럼, 나 또한 필라테스를 통하여 모든 사람들의 건강과 재활을 위해 도전하고 변화를 추구해 왔다.

나는 바른 자세 전문가로서 고통받는 이들의 재활과 신체의 개선을 이루고 후학을 양성하는 것이 내 사명이 자 교육자로서의 의무라고 생각한다. 사랑하는 제자들에

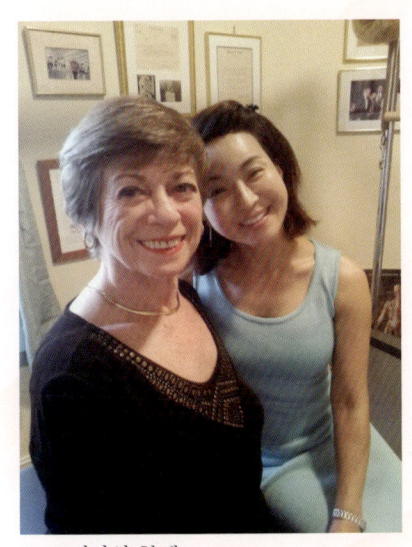
▶ 로리타와 함께

게 필라테스의 진수를 익히고 이를 대중화할 중대한 과제를 함께 나눌 수 있다는 즐거움이 이 책을 준비하는 과정 내내 가졌던 기쁨이었다.

부디 이 책이 많은 사람들이 자신의 약한 신체, 통증이 있는 부위를 개선하는 지침서가 되기를 간절히 바랄 뿐이다. 또한 필라테스가 모든 이들에게 탁월한 재활, 개선효과를 얻을 수 있는 운동이라는 사실을 직접 몸으로 느끼게 되기를 바랄 뿐이다.

참고문헌

저서

노수연 외 역(공역), 『엘리 허먼의 도구를 이용한 필라테스』, 대한미디어, 2006.

노수연 외, 『임산부를 위한 30분 필라테스』, 대한미디어, 2006.

노수연, 『노인 건강을 위한 필라테스』, 북센, 2007.

노수연 외 역(공역), 『엘리 허먼의 필라테스 매트운동』, 대한미디어, 2008.

노수연 역, 『모닝 필라테스』, 북젠, 2008.

노수연, 『노인 재활치료를 위한 필라테스』, 북젠, 2011.

노수연, 『뇌 건강을 위한 필라테스』, 정행사, 2014.

최경인 역, 『포인트 필라테스』, 삼호미디어, 2005.

전홍조 역, 『골격교정 운동 15분 필라테스』, 한언, 2007.

이지혜 외 역, 『Pilates Anatomy』, 푸른솔, 2012.

Alycea Ungaro, *The Pilates promise*, DK, 2004.

Cathleen Murakami, *Morning Pilates Workouts*, Human Kinetics, 2007.

Deborah Lessen, *The PMA Pilates Certification Study Guide*, Pilates Method Alliance, Inc., 2005.

Ellie Herman, *Pilates for Dummies*, Wiley Publishing, Inc., 2002.

Joseph. H. Pilates, *Return to Life Through Contrology*, Pilates Method Alliance, Inc., 1945.

Karena Thek Lineback, *Scolio Pilates*, *Hauge Printing*, 2011.

Lynne Robinson et al., *The official Body Control Pilates Manual*, Macmillan, 2000.

Maureen Flett, *Swiss Ball, for strength, tone and posture*, Chrysalis Books Group Plc, 2003.

Rael Isacowitz, *Pilates*, Human Kinetics, 2006.

Sandie Keane, *Pilates for Core Strength*, Greenwich Editions, 2005.

논문

노수연, 「An 8-week Aquatic Exercise Program is Effective at Improving Gait Stability of the Elderly」, S.C.I.E., 2013.

노수연, 「The relationship between pelvic tilt angle and disability associated with low back pain」, S.C.I., 2013.

노수연 외, 「운동재활프로그램 참여가 흡연량 및 심리변화에 미치는 영향」, 가천대 운동재활융합연구소, 2014.

노수연 외, 「스마트앱활용이 운동참여지속행동과 운동효과, 운동태도, 자기효능감, 운동통제능력 및 운동행농변화과정에 미치는 영향」, 가천대 운동재활융합연구소, 2014.

노수연, 「필라테스 지도자의 매력성이 참가자의 운동열정 및 운동지속수행에 미치는 영향」, 한국체육과학회, 2015.

노수연, 「필라테스 참가자들의 객체의식과 자기통제 및 완벽주의 태도의 관계」, 한국스포츠학회, 2015.

Ana Cruz-Ferreira, MA, Jorge Fernandes, PhD, Luis Laranjo, MSc, Lisa M. Bernardo, PhD, Ant?nio Silva, PhD. "A Systematic Review of the Effects of Pilates Method of Exercise in Healthy People"., American Congress of Rehabilitation Medicine, 2011.

Gisela C. Miyamoto, Leonardo Oliveira Pena Costa, Thalissa Galvanin, Cristina Maria Nunes Cabral., "Efficacy of the Addition of Modified Pilates Exercises to a Minimal Intervention in Patients With Chronic Low Back Pain: A Randomized Controlled Trial"., Journal of American Physical Therapy Association, 2012.

Gonul Babayigit Irez, Recep Ali Ozdemir, Ruya Evin, Salih Gokhan Irez and Feza Korkusuz. "Integrating Pilates exercise into an exercise program for 65+ year-old women to reduce falls"., 10, 105-111., Journal of Sports Science and Medicine, 2011.

Jennifer Freeman1*, Esther Fox1, Margaret Gear2 and Alan Hough., "Pilates based core stability training in ambulant individuals with multiple sclerosis: protocol for a multi-centre randomised controlled trial." BMC Neurology, 2012.

Mahyar Mokhtaria, Maryam Nezakatalhossainib*, Fahimeh Esfarjani., "The effect of 12-week pilates exercises on depression and balance associated with falling in the elderly"., SciVerse Science Direct, 2012.

Marie-Louise Bird, BPhty, Keith D. Hill, PhD, James W. Fell, PhD. "A Randomized Controlled Study Investigating Static and Dynamic Balance in Older Adults After Training With Pilates"., Arch Phy Med Rehabilitation, Vol 93., 2012.

Pedro Jesús Ruiz-Montero, Alfonso Castillo-Rodriguez, Milena Mikalački, Čokorilo Nebojsa, Darinka Korovljev., "24-weeks Pilates-aerobic and educative training to improve body fat mass in elderly Serbian women"., Dove Press Journal, 2014.

Seon Hee Jang., "The Effects of Expertise on Neural Mechanisms in Perceiving Ballet Movement"., Yonsei University, 2009.

Sureeporn Phrompaet, MSc; Aatit Paungmali*, MPhty, PhD; Ubon Pirunsan, MPhty, PhD;Patraporn Sitilertpisan, MSc, PhD. "Effects of Pilates Training on Lumbo-Pelvic Stability and Flexibility"., Asian Journal of Sports Medicine, 2010.

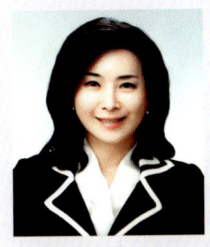

저 자 　노 수 연

가천대학교 운동재활복지학과 교수
(사)대한필라테스연맹 회장
(사)대한필라테스연맹 청담본점 필라테스 더 밸런스 대표
국민생활체육회 이사
대한밸런스의학회 학술이사
바르게 살기 여성연합회 상임이사
미국 Balanced Body 한국지사대표
Pilates Method Alliance Registing of School(PMA 한국공인스쿨 대표)

국내 유일 4개의 국제 필라테스 지도자 자격보유

· Balanced Body
· Ellie Herman Studio
· Polestar Pilates
· Lolita San Miguel

저서/역서

· 2006년 『엘리 허먼의 도구를 이용한 필라테스』 공역(대한미디어)
· 2006년 『임산부를 위한 30분 필라테스』(대한미디어)
· 2007년 『노인 건강을 위한 필라테스』(북젠)
· 2008년 『모닝 필라테스』 번역(대한미디어)
· 2008년 『엘리 허먼의 필라테스 매트운동』 공역(대한미디어)
· 2011년 『노인 재활치료를 위한 필라테스』(북젠)